1日30秒！

足首揺らしで痩せる！

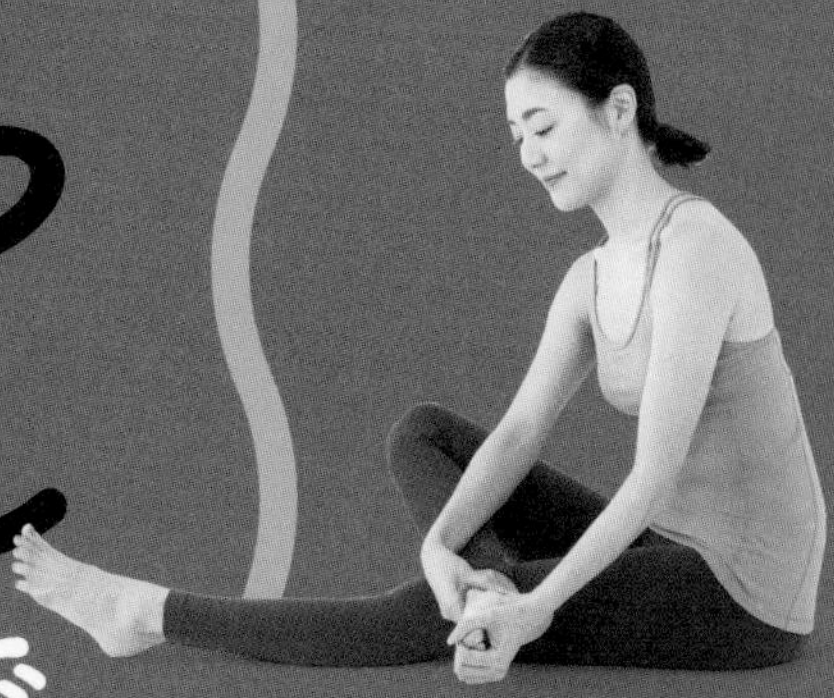

整体師
川島悠希

マガジンハウス

Experiences

2週間後に足から変化が現れる!

足首揺らしで下半身から痩せる

足首を揺らすことで体にどんな変化が訪れるかビフォーアフターを大公開。まず2週間を目標に実践した方々に注目してみると、足からふくらはぎ、そして腰まわりへと変化しているのが一目瞭然でした。

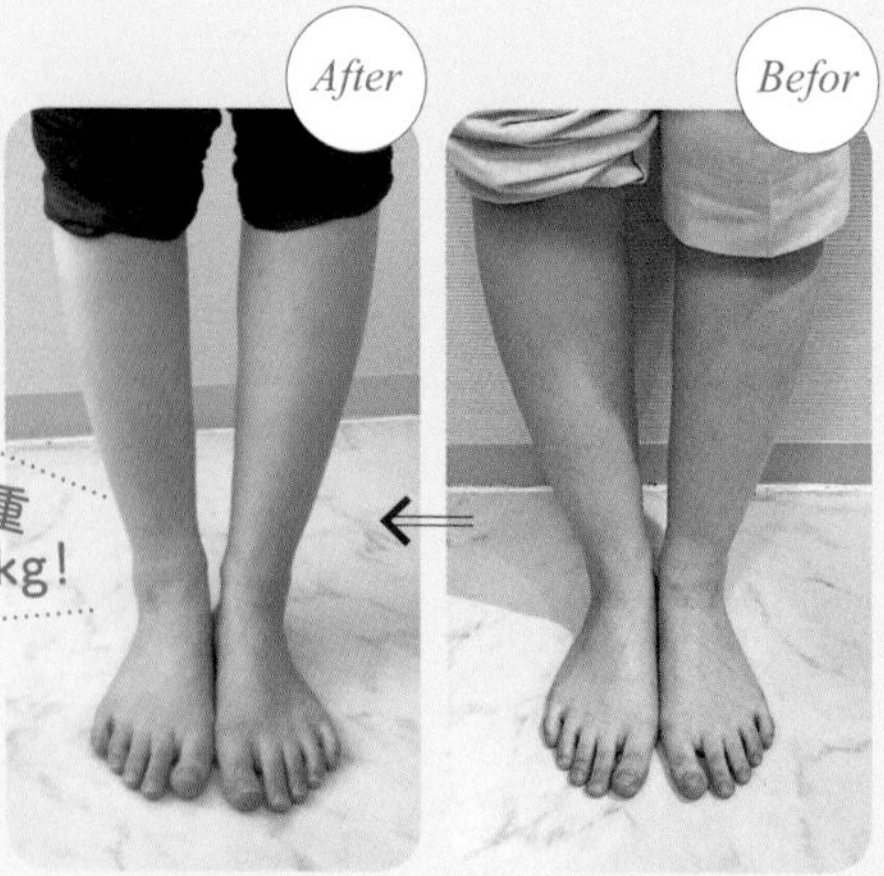
After
Befor
体重
-1kg!

Sさん

「立ち仕事でむくみがちな足首が軽くなりました!」

Sさんの脚はもともと決して太くはないですが、むくみのせいでメリハリがなく、棒のような脚。足首揺らしを続けた結果、全体的にむくみがなくなり、特にくるぶし周辺がキュッと引き締まった印象に。

Mさん

「ヒップアップしてデニムの後ろ姿に自信! 脚が長く見えるように」

Mさんは重心が外側にかかってしまい、足首が固まった状態。ふくらはぎや太もも、お尻も横に広がっていましたが、足首揺らしで内側重心に調整。下半身全体が中心に引き戻され、ヒップ位置も高くなりました。

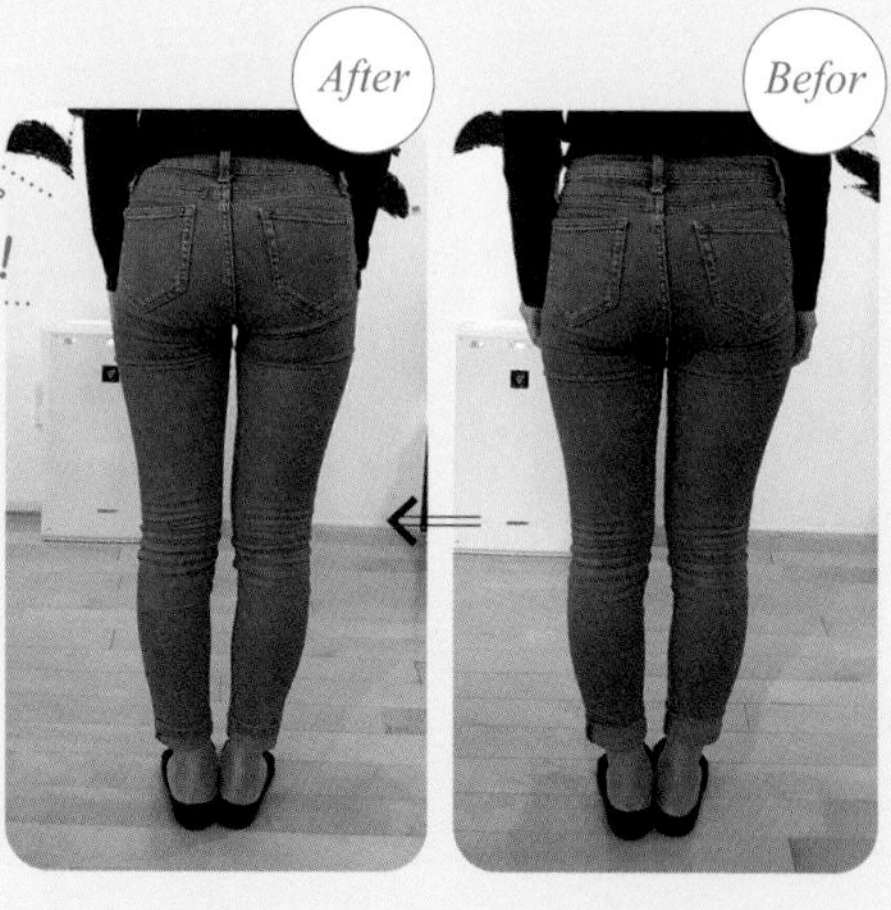
ヒップ
-4cm!
After
Befor

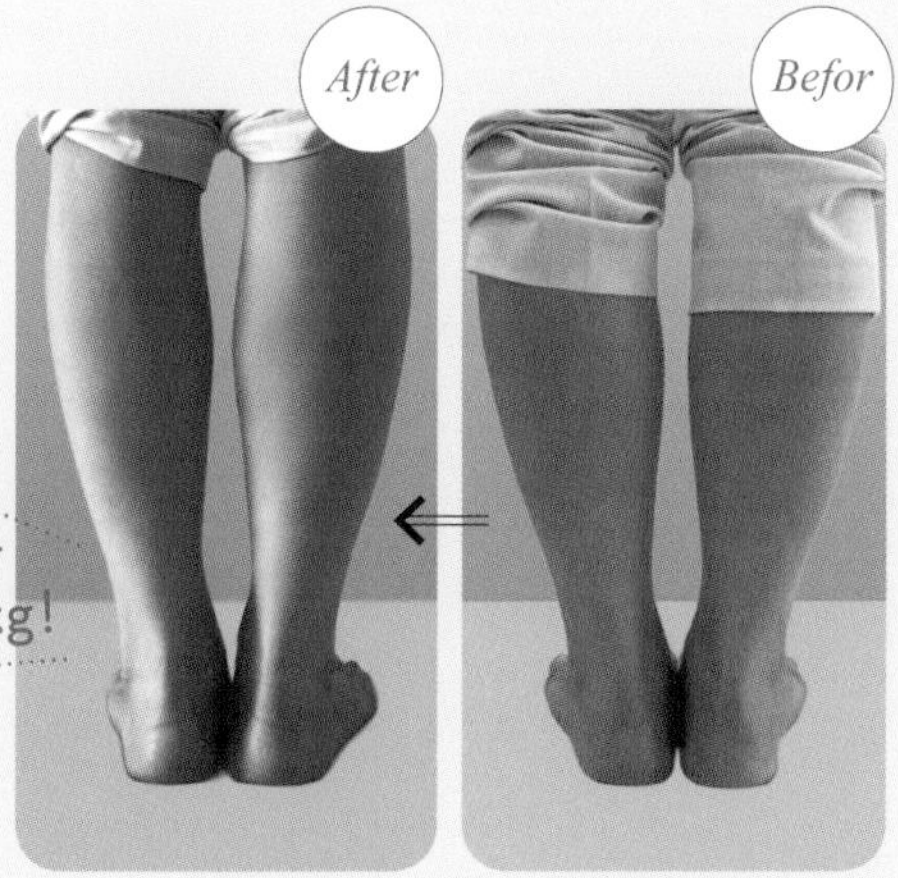
After
Befor
体重
-1.7kg!

Kさん

「凝り固まった ふくらはぎが柔らかくなり、見た目もスッキリ」

ふくらはぎがパンッと張っているタイプは、足首が動かないせいでふくらはぎの筋肉を酷使します。足首を柔らかく、正常に動かせるようになると無駄なハリがとれて、アキレス腱もくっきり浮き出ます。

Nさん

「ダイエットに加え、冷えやむくみまで解消されました!」

完全に足首が動かず、触ってみるとむくみのせいで足首が分厚くなっていました。足指もスムーズに動かない状態でしたが、足首揺らしを続けると、次第に足首のもたつきもなくなり、血行もアップしました。

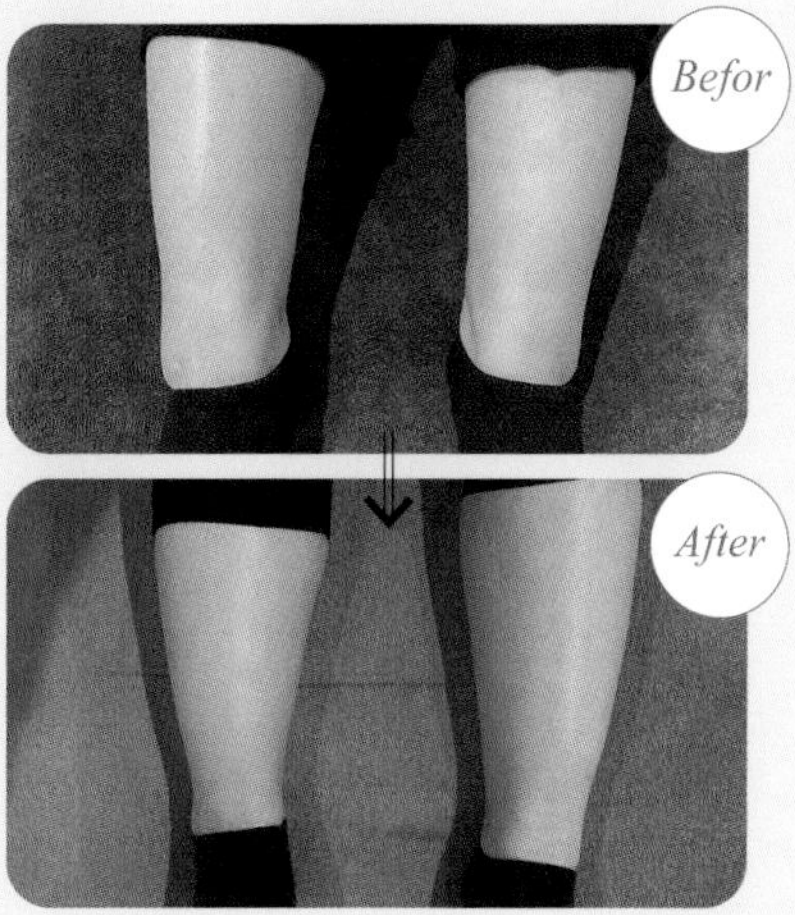
Befor
After
足首
-1.5cm!

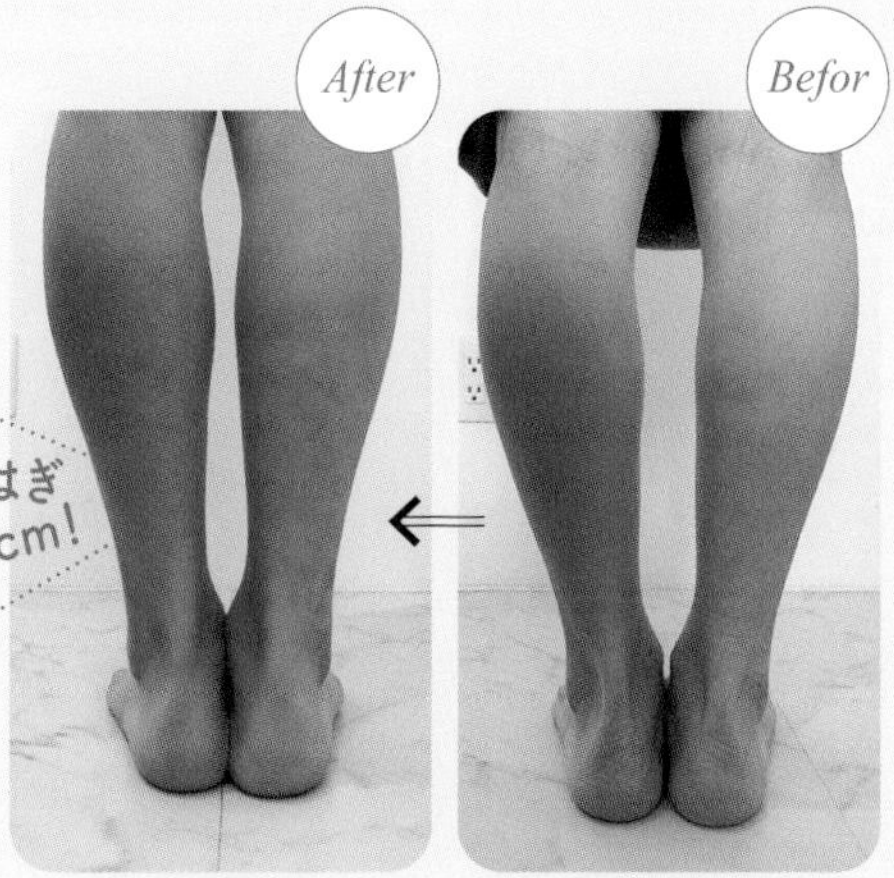
After
Befor
ふくらはぎ
-2cm!

Aさん

「気になっていた O脚がどんどん改善。足も軽くなりました」

以前、保育士をしていたときに横座りばかりされていたため、足や骨盤にねじれがあったAさん。足首揺らしで、骨や筋肉を正しい位置に調整していくと、足のすき間が縮まり、全体的に細くなりました。

僕が足首に注目した理由

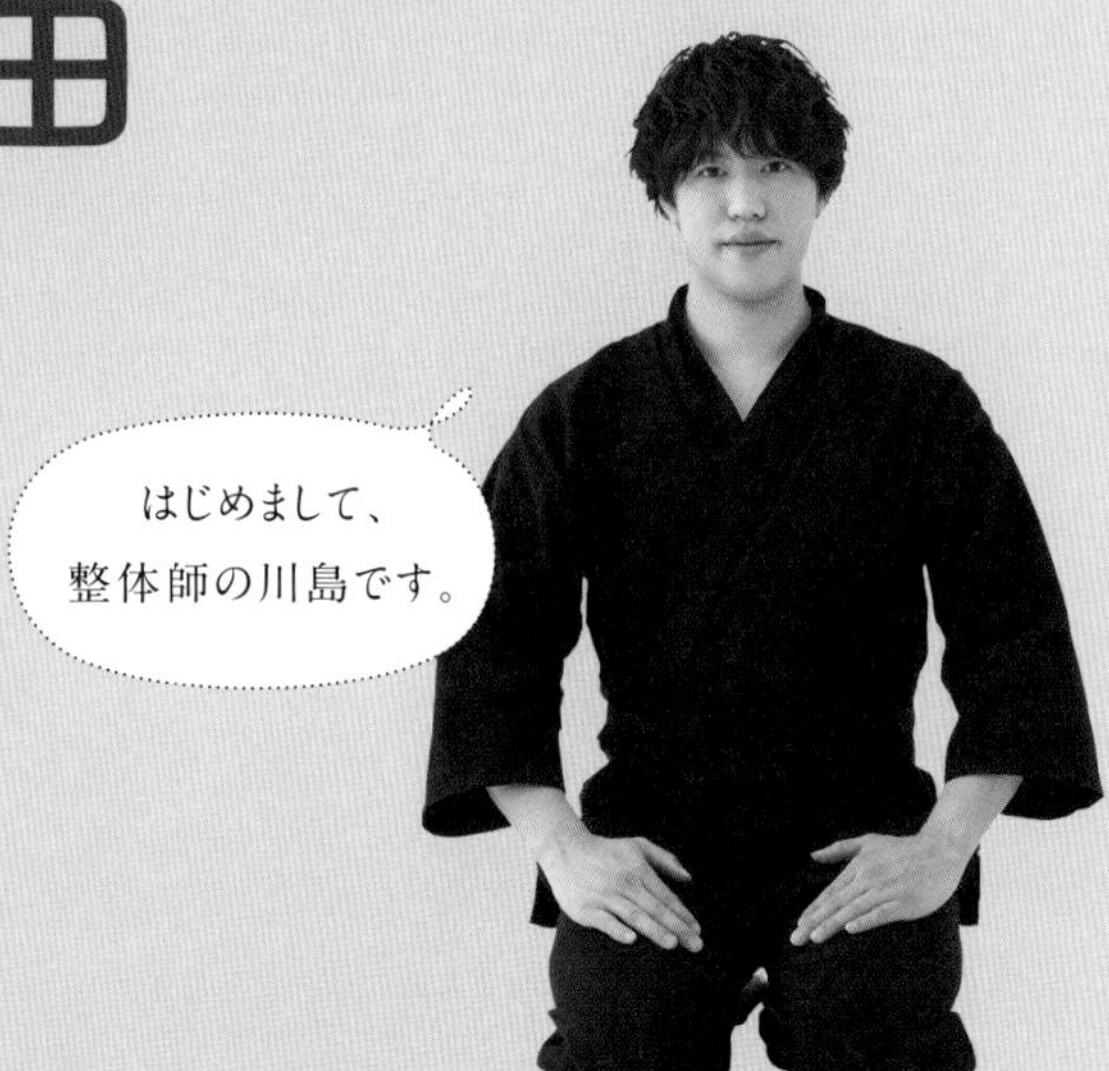

痩せる邪魔をしていたのは「足首」のゆがみだった

整体師としてこれまで、10代から80代と幅広い年齢層の患者さんを施術し、「小顔になりたい」「足を細くしたい」などといった美容やダイエットの相談をはじめ、頭痛や肩こり、腰痛など全身のあらゆる不調に至るまで、独自の技術である骨膜整体でたくさんの方の悩みを解決してきました。

その中で〝足首〟に注目するきっかけとなったのが、症状に〝戻り〟がある患者さんたちとの出会い。〝戻り〟というのは、施術してしばらく経つとまた不調が少しぶり返してしまうこと。生活習慣や体の動かし方のクセが人それぞれあるので、施術後に普段と同じ生活を送れば不調が再び現れること（＝戻り）はよくあることなのですが、

「同じように施術をしているのに、人によって戻ってしまう早さに違いがあるのはなぜだろう？」

と僕自身の中で疑問が芽生えたのです。施術後の戻りが通常ならば三歩進んで一歩下がる程度。

ところが戻りが早い人は、三歩進んでも二歩下がる状態。改善のペースも遅くなります。

そこで、戻りが顕著な方たちの体に向き合っていくと共通点がありました。

不調を訴える主な症状はバラバラなのですが、みなさん足首がゆがんでいたのです。

重心が外側にずれて、ガニ股になっていたり、O脚の方もたくさんいました。

いざ、足首を本来の位置に戻そうと触れてみると足首が固くて動かない……。

試しに、裸足の状態で室内を歩いてもらうと、足首の柔軟性がないため、
足指までなめらかに動かすことができずうまく歩けていないことがわかりました。

以来、体の不調と足首の因果関係を研究するようになったのです。

まずは自分の体を使って、足首の柔軟性を高め、可動域を取り戻す手技を研究しました。

足首を整えると、足が軽くなり、なおかつ歩くスピードも早くなるのを体感できます。

骨盤も正しい位置に安定し、姿勢が整っていく感覚も得られたのです。

さらに正しい姿勢が体に定着してくると、ゆがみやねじれを矯正しようとする
無理な筋力を使う必要がなくなるので、体の凝りやハリも解消されていきました。

その代わりに、正しい姿勢を保つために使われるインナーマッスルが機能しはじめ、
体温が上がり、自然と基礎代謝量もアップ。痩せやすい体が出来上がっていったのです。

年齢とともに痩せにくくなるお腹まわりもちゃんと引き締まっていきます。
足首を整えることで、全身へとこんなにも大きな影響を与えていく。
まさに「足首は人間の土台である」という結論に至ったのです。
土台さえしっかりしていれば、体もしっかり機能してくれます。
ただ、足首は肩や腰のようにはっきりとした痛みを感じにくい部位でもありますし、
足首が固くなったからといって歩けなくなることはないので、
足首に特化したケアはこれまであまり注目されてこなかったのが現実です。
そこで僕の施術では、患者さんが不調を訴える部位の施術に加えて、
同時に足首のケアも取り入れるようになりました。すると〝戻り〟が劇的に少なくなり、
嬉しいことに症状の改善スピードがあがっていったのです。
現代は、ヒールや革靴など足首の動きが制限される靴をはくことが多く、
決して足首にとってにいい環境とはいえません。
だからこそ、毎日、自分の手で足首のケアをすることが必要だと思います。
「痩せにくい」「なかなか治らない」といった体の悩みが解決するきっかけになるかもしれません。
僕が生み出した「足首揺らし」をぜひ取り入れてみてください。

Contents

3章 足首揺らしに組み合わせてなりたい自分へ　+αの願望別プログラム

秘められた

重要性を知る

1章

足首のメカニズムとメリット

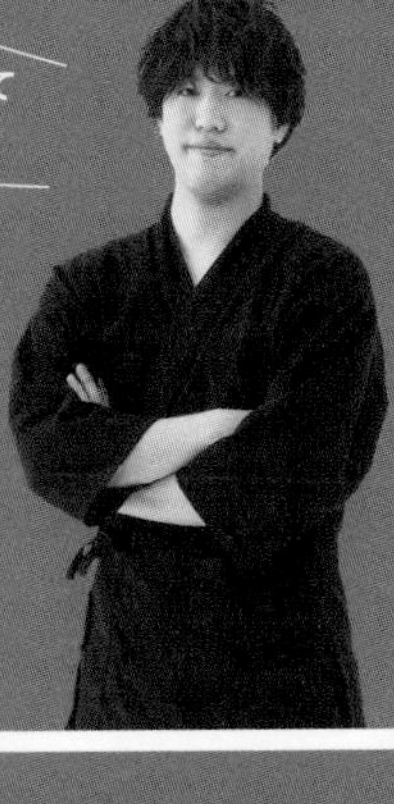

まずは足首について
学びましょう

立つ・歩く・走る・漕ぐ　あらゆる動作の土台は「足首」

ashikubi-yurashi

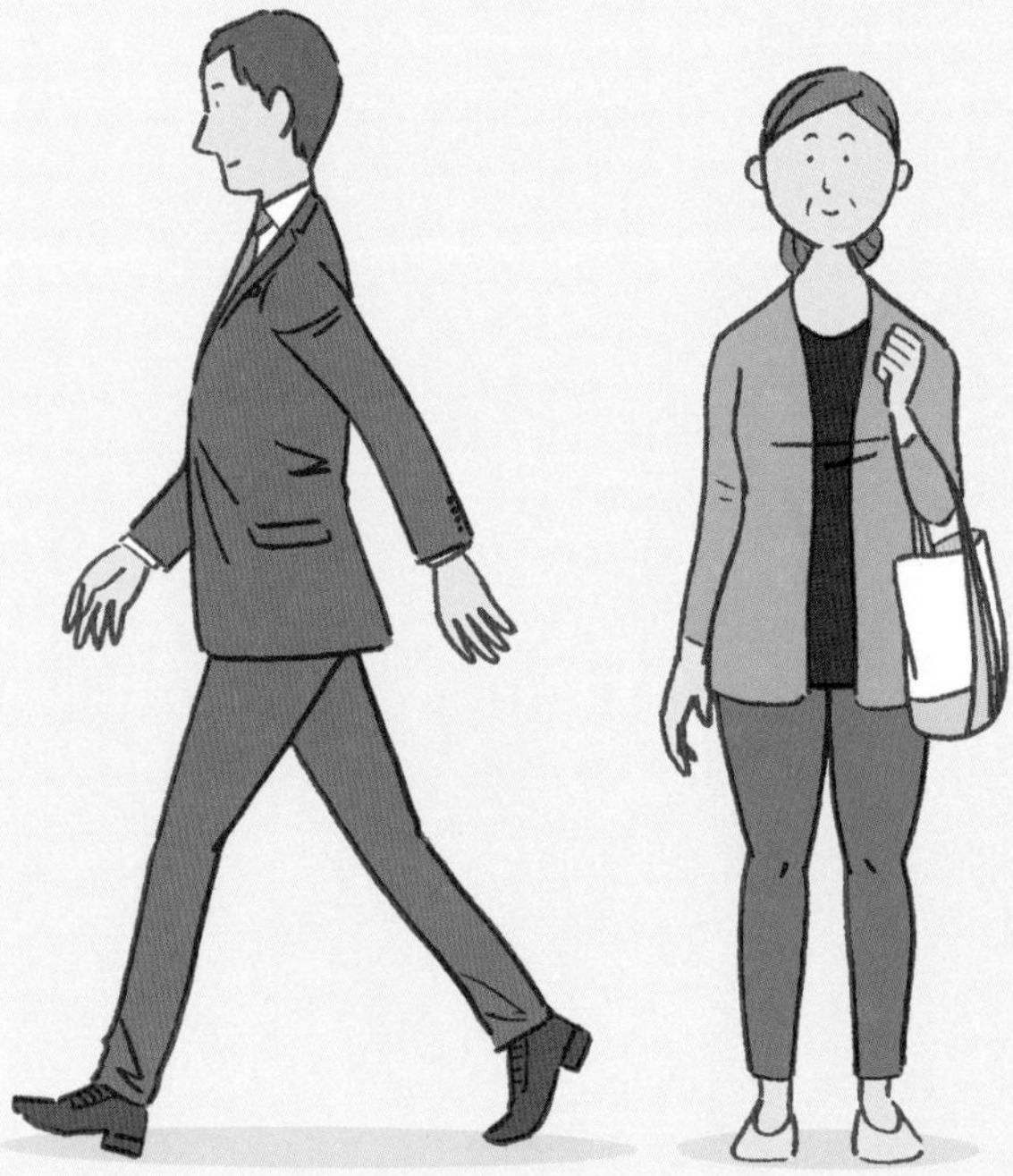

日常生活を振り返ってみてください。人は睡眠時や座っているとき以外、立つ、歩くをはじめとした基本的な動作の中で、常に足首を動かしながら暮らしていますよね。単に体重を支えるだけではなく、重心をコントロールして全身のバランスを安定させたり、足裏からの衝撃を和らげたりと、実は私たちが思っている以上に足首には重要な役割があるのです。さらに毎日これほど酷使して

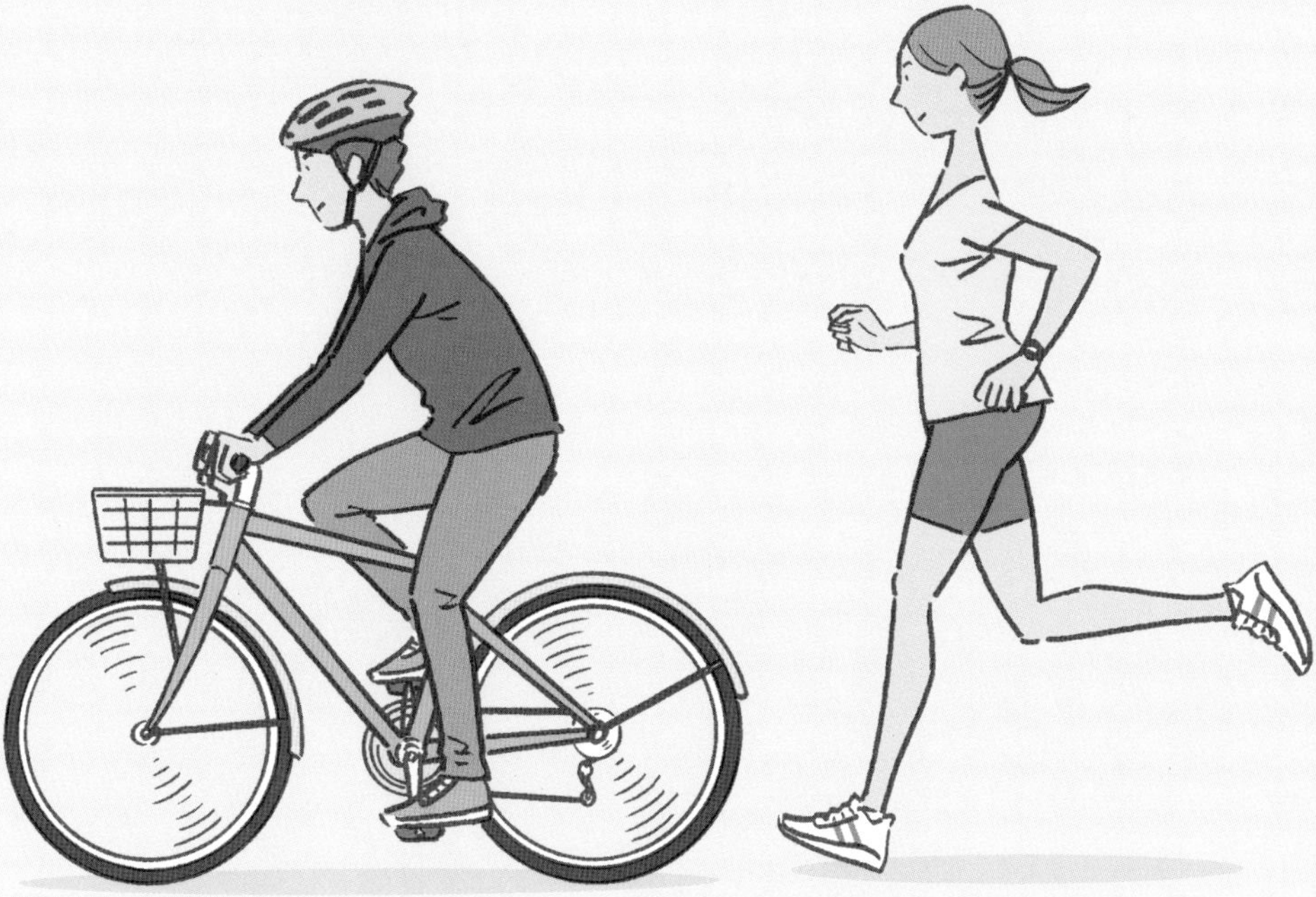

いるのですから、足首がゆがみやズレを引き起こしやすくなるのは当然のこと。本来ならば最もケアが必要な部位といえます。

建物でたとえるならば、足首は基礎にあたる部分です。家を建てるとき、基礎が傾いていると必然的に上の建物も傾いていくのと同様に、足首にゆがみがあると体全体へと悪影響を及ぼします。体は骨や筋肉、関節が連動しているので、足首がしっかりと整っていれば、骨盤が安定して、その上に続く背骨、頸椎までコンディションが整っていきます。

次のページでは、足首機能を正しく働かせるために、要となる「距骨」についてお話しします。

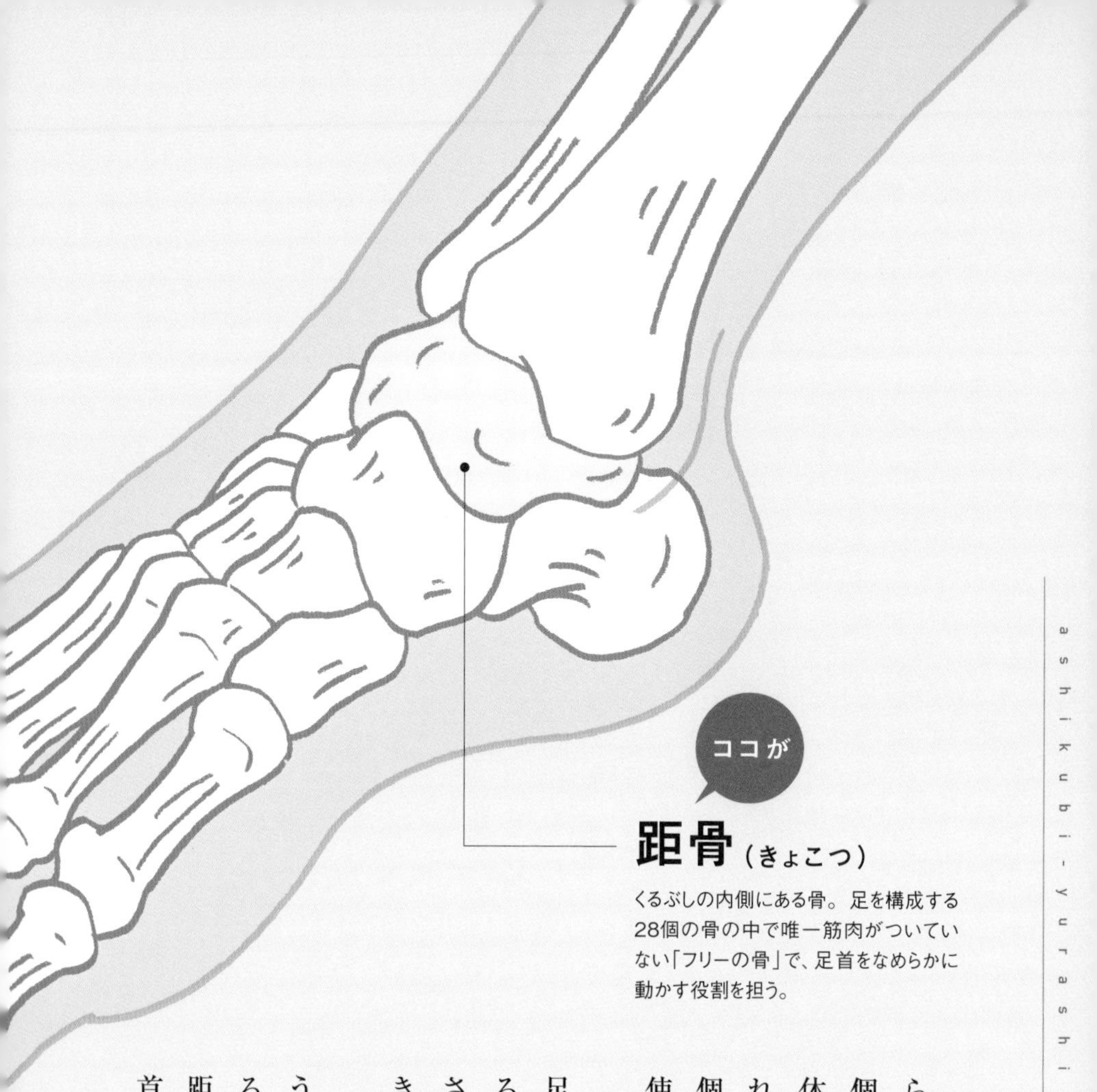
ココが
距骨（きょこつ）
くるぶしの内側にある骨。足を構成する28個の骨の中で唯一筋肉がついていない「フリーの骨」で、足首をなめらかに動かす役割を担う。

足首からつま先。体全体からみたらごく一部ではありますが、足は28個の骨で構成されています。人間の体は全部で約200個の骨で構成されていることを考えると、両足で56個の骨、つまり全体の1／4が足に使われているのです。

上部のイラストをご覧ください。足は小さな骨で複雑に構成されていることがわかりますよね。この細かさこそが、スムーズで繊細な足の動きを可能にします。

本書で注目するのは「距骨」という骨ですが、おそらく初めて耳にする人も多いのではないでしょうか。距骨は、〝地面に着地する足〟と〝足首より上の脚〟の間、足首の奥にあ

足首を整えたい。そのカギを握るのが距《きょ》骨《こつ》

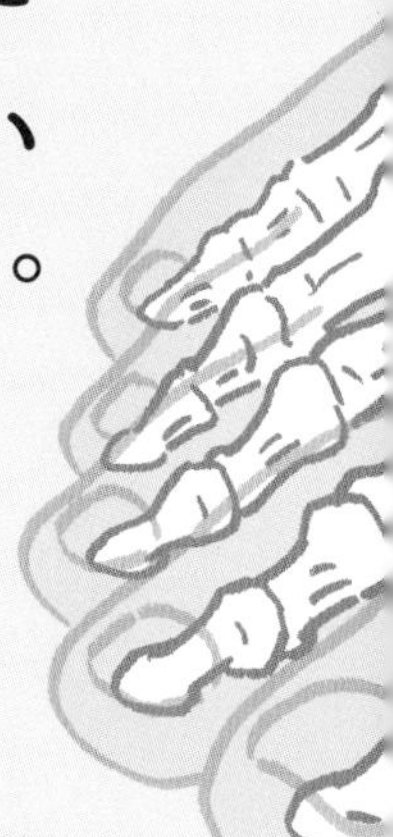

ります。他の骨と大きく違うのは、筋肉とつながっていないこと。まさに「フリーの骨」であるからこそ足首を自由になめらかに動かせるのですが、その反面、歩行時など日常生活による衝撃で傾いてしまうと距骨自身で傾きを修正することはできないのです。距骨は、脛骨《けいこつ》（すねの骨）の下にあるので全体重がかかることから、立っているだけでも距骨は前後左右へ傾きます。その傾きを放置すれば、膝痛にはじまり腰痛、肩こりや頭痛へと全身の不調を引き起こすことに。つまり日常的なケア＝「足首揺らし」で、距骨を調整すれば、日々の健康や美容、ダイエットへとつながっていくのです。

足から全身へ!

足首揺らしで全身痩せが叶う理由

この本を手に取っていただいた方は、普段から食生活に気をつけたり、運動を心がけたり……と、少なからず健康や美容に対しての意識が高い方だと思います。ところが、毎日継続しても、思ったように体重は減らないし、努力した分の手応えを感じられていないという方も多いのではないでしょうか。

しかし、足首揺らしを取り入れ始めた方々からは、性別や年齢を問わず、「肩こりが和らいだ」「頭痛が治った」など足首から遠く離れた部位の不調が和らいでいったり、さらには生活習慣を変えたわけでもないのに「お腹まわりがすっきりした」「気がつくと3kg痩せていた」という声が多数届くようになりました。

努力や我慢を続けても手応えを感じられなかったのに、足首を揺らしただけで体が変わっていくのはなぜか? その理由は、足首揺らしによって、体の土台である足首(距骨)が整うことにあります。足首のゆがみが解消されると、連動してひざ、その上につながる股関節が次第に動きやすくなります。特に、股関節は胴体と両足をつなぐ大切な役割があり、普通に歩くだけでも体重の3~4倍もの負荷がかかるといわれています。その大きな負荷を支えるため、股関節の周りには重要な筋肉が数多く集中しているのです。股関節が動きやすくなると、次に周辺の筋肉がしっかり稼働し、その動きによって骨盤やひいては肩甲骨もスムーズに動かせるようになります。

全身の骨が正常に動くということは、全身の筋肉も正常に動くということ。あらゆる筋肉の柔軟性が高まり、しっかり伸び縮みができることで、可動域も広がります。それまでと同じ生活をしていて

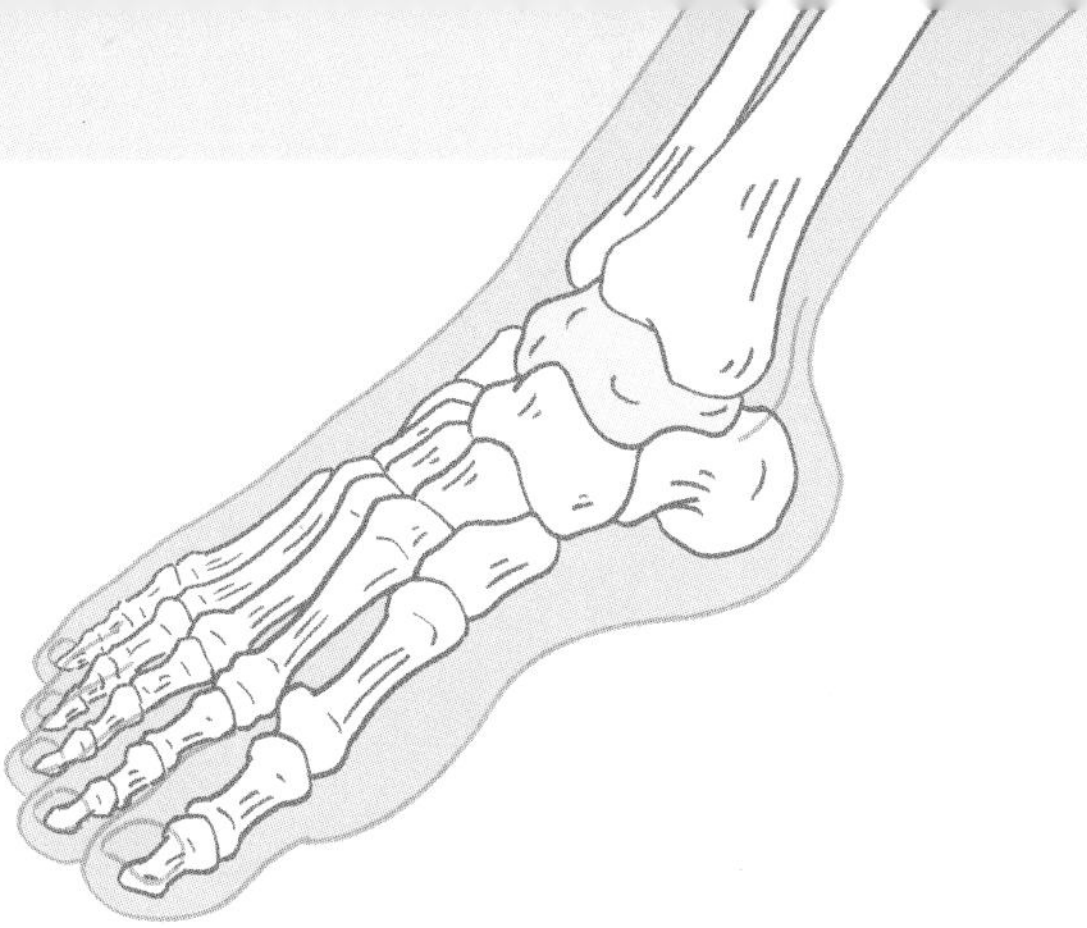

も、体がよく動くことで基礎代謝量もアップ。ハードな食事制限、筋トレや有酸素運動をしなくても、無理することなく痩せやすい体につながっていくのです。

さらに足首が整うと、骨盤の傾きやゆがみが解消され、正しい位置で安定。背骨も本来のかたちであるS字カーブを描けるようになります。無理に胸を張ろうとしなくても、人間のあるべき姿勢を自然と保てます。足首揺らしの直後に立ち上がってみると、背が伸びたような気になるのは、正しい姿勢で正しく立てている証拠なのです。

理想とされる美しく正しい姿勢とは、重力に対して最も効率的に体を支えることができる姿勢といわれます。そして、その姿勢を保持するための筋肉は、抗重力筋と呼ばれ、たるみが現れやすいお腹やお尻、脚など、ボディメイクにも欠かせない筋肉でもあります。足首を整え、正しい姿勢をキープし続けることは、抗重力筋をトレーニングしているような状態。全身の引き締めやサイズダウンをサポートします。

他にも、足首揺らしを取り入れることで、硬くなって外に張り出している太ももやふくらはぎ、O脚などにも変化が訪れます。それらの主な原因は、足首がゆがんだ状態で歩き続けたため。脚の筋肉に偏った負荷をかけながら歩いていたことで、ねじれが生じたり、筋肉が太く硬くなってしまった結果です。骨の位置が整って、筋肉を正しく使って歩けるようになれば、脚も本来の細さと柔らかさに戻っていきます。

痩せる！
＋
うれしい 5つのメリット

メリット 1

ここぞ！のときの
集中力が
上がる

メリット 2

慢性的な
不調が軽減
される

メリット 3

印象チェンジで
5歳 **若返り**

メリット 4

効率のいい
疲れにくい
体に

メリット 5

視線の
位置が変わり
ポジティブに

メリット 1

ここぞ！ のときの集中力が上がる

なぜなら…

足には、脳へとつながる多くの神経やツボが集中しており、足首揺らしで刺激が加えられると、脳の活性化につながるから。さらに血流も促進されるので脳機能が高まることに。

足裏には全身につながるツボが60〜70ほど存在するといわれています。足首揺らしは、つま先をつかんで揺らしますが、特にその周辺には大脳や小脳、脳下垂体といった脳につながるツボが集まっています。

多くの人は、足首や足指、足の裏をじっくりと観察したり、触れたりする機会が少ないと思うので、足首揺らしのプロセスの中で、日常生活では得られない〝揺れ〟が加えられ、足首やつま先が手の温度で温められることによってでも、十分、脳に働きかけることができるのです。

ツボを的確に押さなくても、足首を揺らすだけで、集中力はもちろん、記憶力、ひらめきがよくなる効果も期待できます。

メリット 2

慢性的な不調が軽減される

なぜなら…

ストレスなどで乱れがちな自律神経のバランスが、足首揺らしの血行促進効果で整えられる。日中の活動モードと夜間の休息モードの切り替えがスムーズになるから。

自律神経は交感神経と副交感神経に分けられます。交感神経は、主に日中に人が活動するときに緊張や興奮を高め、副交感神経は夜間に心身をリラックス状態へ導きます。

頭痛や不眠、体のだるさなど「病気というほどではないけれど、なんとなく調子が悪い」という症状は、実は自律神経の乱れが引き起こしているケースが多いんです。例えば、眠りたいのに目が冴えて眠れないのは、交感神経が高まってしまっているせい。自律神経は血管に沿って走っているので、足首揺らしで血流を促すと、それがスイッチとなり自律神経も正しく働くようになります。すると代謝や睡眠、メンタルにもいい影響を与えられます。

メリット 3

印象チェンジで 5歳若返り

⇓

なぜなら…

筋肉や腱の柔軟性が高くなり、全身の滞りが解消される。その結果、血液やリンパの働きがよくなって、肌や髪など年齢が出やすいパーツが若々しく変化するから。

若々しい印象とは、どのように生まれるものでしょうか？　きれいな姿勢やハリのある肌、颯爽《さっそう》とした立ち居振る舞い、イキイキとした表情など、心身ともに健康で美しい状態が両立されたときに、人は若々しさを感じることが多いのでは。

足首揺らしはまさに、健康と美容の両方にアプローチします。まずは正しい姿勢がつくられ、筋肉や関節がスムーズに動かせるようになります。すると、血液やリンパの流れも滞ることはありません。足裏への刺激によって、ホルモンバランスも整うので、美容にも大きな期待ができます。体の巡りがよくなると、心にも反映されますから、「若返った」という印象につながっていくのです。

メリット 4

効率のいい
疲れにくい体に

⇓

なぜなら…

正しい姿勢になるにつれて、ゆがみやねじれなど体のクセがとれるから。クセをかばうための無駄なエネルギーを消費する必要がなくなるので、体も疲れにくくなる。

足首に乱れがあると、体は健気なものでその乱れをなんとかフォローしようと働き、体にゆがみやねじれを生じさせてしまいます。無意識ながら、無理に力を入れていたり、力の使い方が偏ってしまう結果に。足首が整った状態でしたら、バランス感覚が向上して、首や肩、腰などへの余計な負担も軽減。体を補正するために力を使う必要はありません。

正しい姿勢とは、あるべき位置であるべき筋肉をきちんと使うことができるとお伝えしました。逆にいえば、それまで使われずに硬くなっていた筋肉も活用できるということ。ここぞ！　というときに発揮できる力が増えて、あらゆる面でパフォーマンスが上がる結果に。

メリット 5

視線の位置が変わりポジティブに

なぜなら…

姿勢が整うことで、体のパーツが正しい位置に戻る。すると胸が開き、深い呼吸が可能に。頭の位置が引き上がり、視線が上向くことで心も前向きになるから。

前屈《かが》みの状態では、空気を取り込む肺が圧迫されて、うまく呼吸ができません。足首揺らしにより、姿勢が整うと肩や首、頭の位置が正常になり、胸が開く感覚を味わえるはず。必然的に、下を向いていた目線は上へ引き上げられます。また、胸が開くことで、より深い呼吸が可能に。呼吸は自律神経とも密接に関係していて、ストレスリリースにも一役。さらに、呼吸筋と呼ばれるインナーマッスルを刺激できるので、同時に体幹を鍛えることも可能なんです。

足首を揺らす→姿勢が整う→呼吸が深くなる→より多くの酸素を取り込める→エネルギーを生み出せる。足首を揺らすことから、ポジティブなサイクルがはじまります。

あなたが痩せないのは、足首が固いせい!?

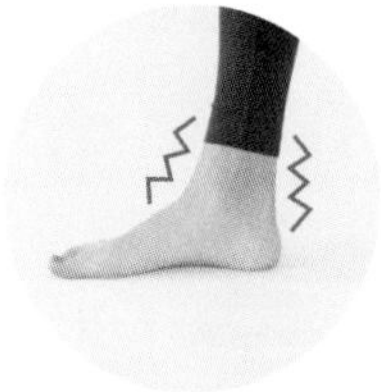

CHECK

実はほっそりしているモデルさんでも足首がガチガチの方がたくさん

スタイルと足首の状態は多少リンクするんですが、若い人、痩せている人でも足首が固まって、むくんでいるケースがとても多いんです。現代人は靴底の硬い靴やハイヒールなどで足首を使わずに歩きがち。本来なら、かかとからつま先へ重心を移動しながら、足首をしなやかに動かすのが正しい歩き方。ところが靴底の硬い靴やヒールだと、つま先付近で靴がしならないので、〝蹴り出す〟動作ができません。ペンギンのようなペタペタ歩きになってしまうのです。ペタペタ歩きは、歩行時の衝撃を吸収できず、足の痛みや変形、ひいてはひざ、股関節へとトラブルを招くおそれも。

足首の動きはふくらはぎや骨盤の動きと連動しますから、足首が固いとそれらの動きも低下。結果的に、むくみやすくなり、血流やリンパの流れが滞ってしまい、脂肪や老廃物を溜め込んでしまうという悪循環が生まれます。ダイエットをがんばっているのに、なかなか結果がでない人こそ、足首揺らしを日常に取り入れてみてください。

正しく揺らして

足首から美しく痩せる

2章

痩せる足首の揺らし方と効果

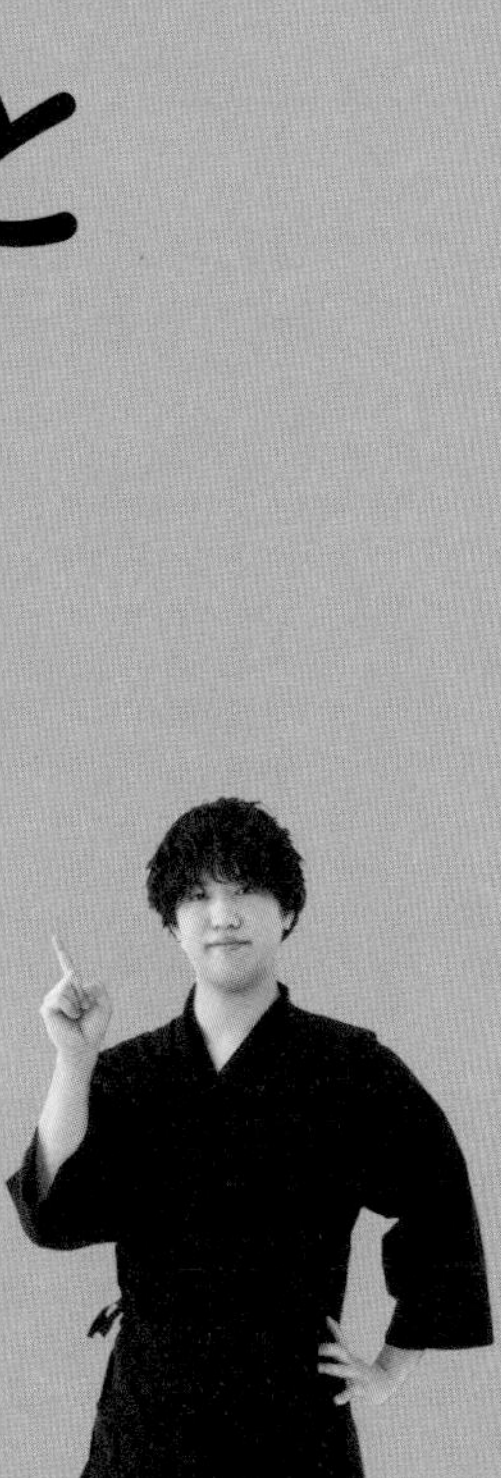

足首揺らしは2ステップ

足首揺らしはたった2つのステップを行うだけ。簡単なセルフケアでOKなのです。

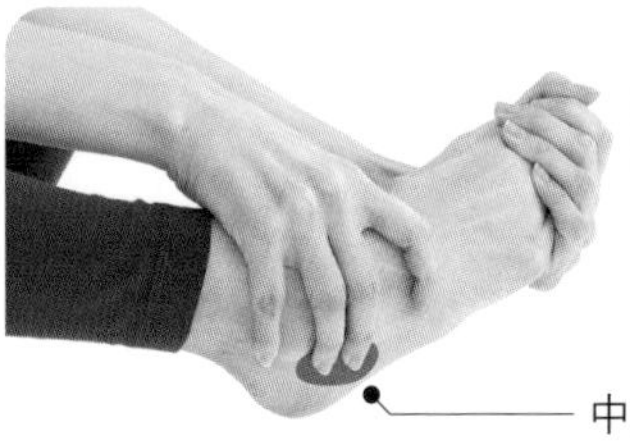

反対側から見てみると

中指と薬指で外くるぶしの下を押さえる

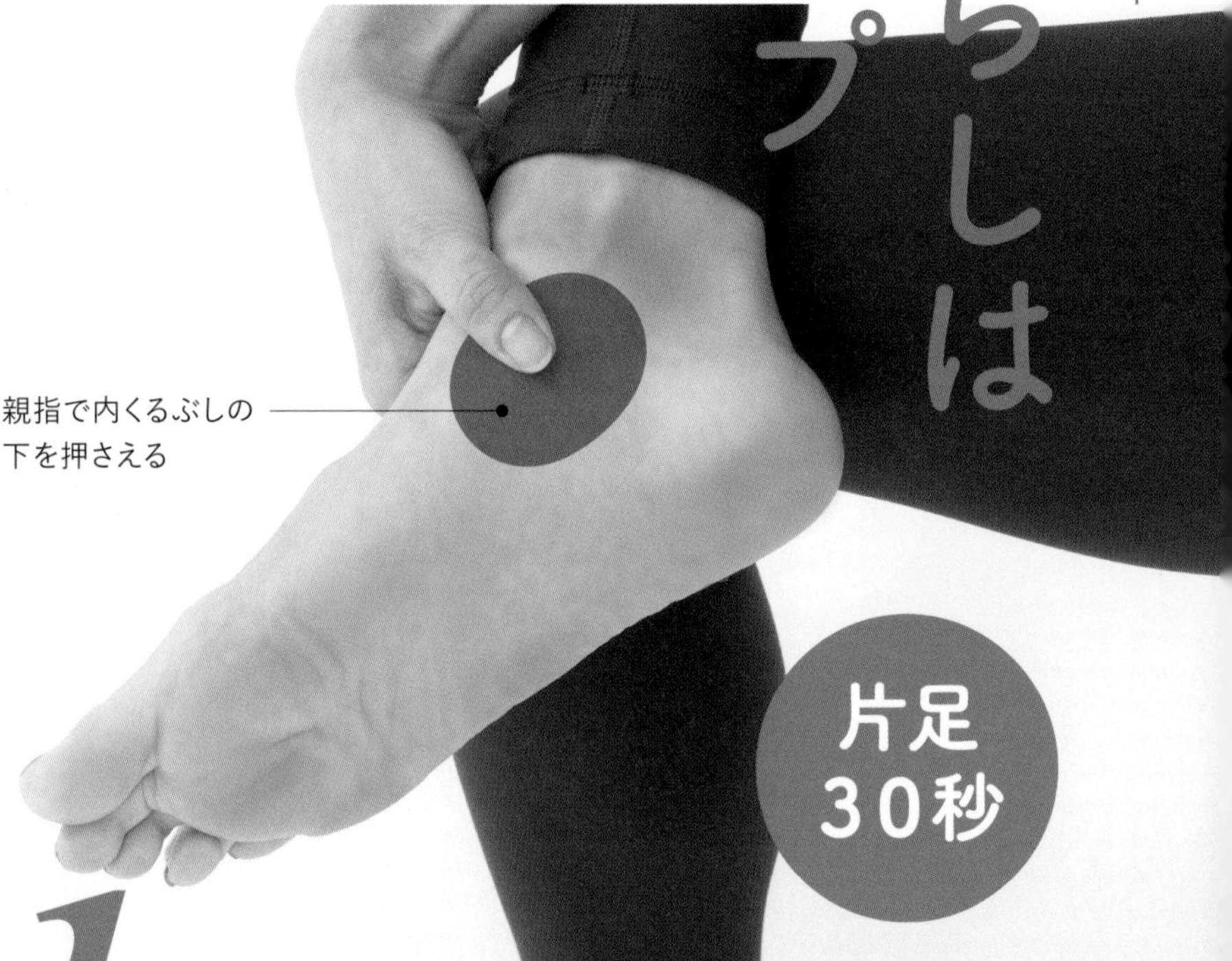

親指で内くるぶしの下を押さえる

片足30秒

1 押さえる

右手で、右足の甲側からくるぶしの下を押さえる。親指は内くるぶしの下、中指と薬指で外くるぶしの下に。くるぶしの内側にある距骨を、指でしっかりつかむイメージ。

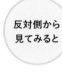

左右にしっかり揺らしましょう

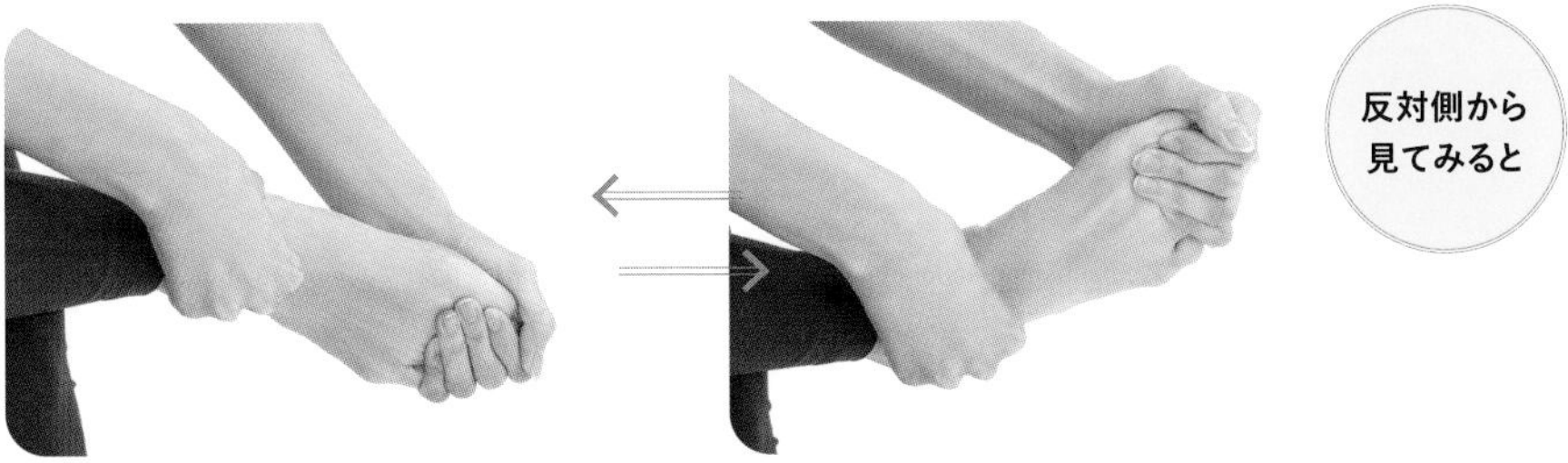
反対側から
見てみると

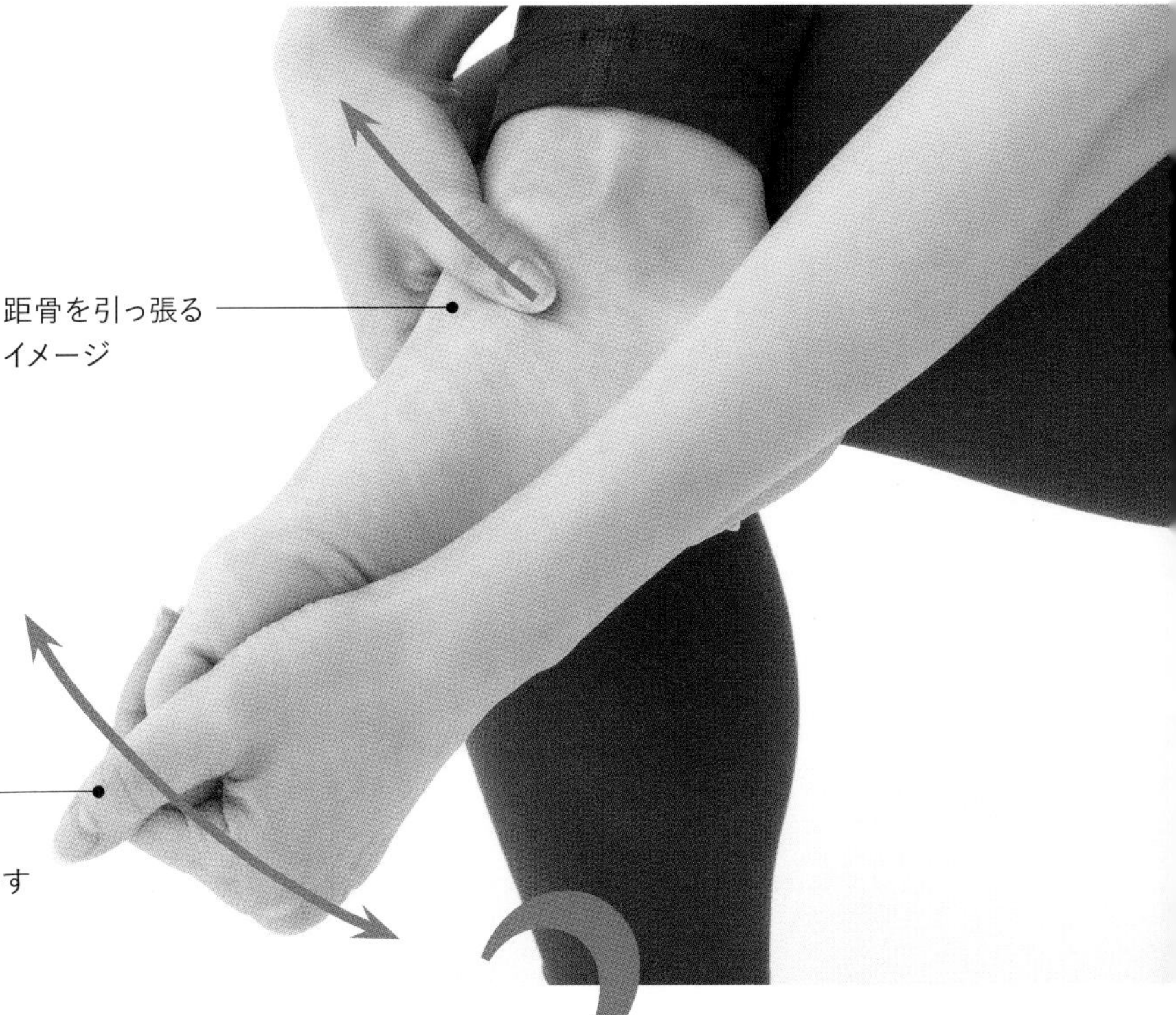
距骨を引っ張る
イメージ
つま先を
軽く握って
左右に動かす

2 揺らす

左手は、足の裏側からつま先を軽くにぎる。右手で押さえている距骨を甲側に引っ張りながら、左手でつま先を左右に30秒揺らす。100回揺らすくらいの速さが目安。

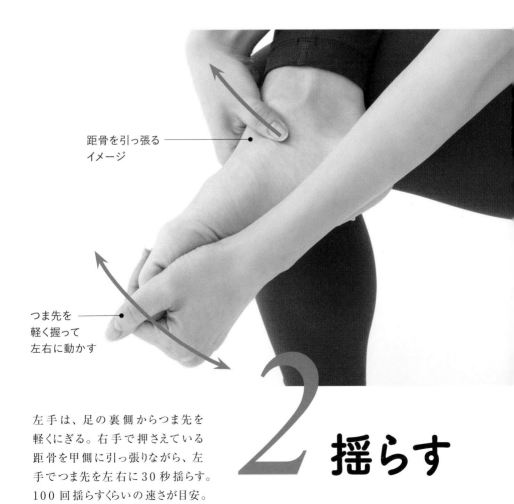

座る場所は椅子でも床でもOK

足首揺らしは場所を選びません。
脚を組めるスペースがあり、
体を安定させて座れる場所ならば、
椅子でも床でもケアが可能。
すぐに取り組める気軽さも、
毎日続けていくためには重要なポイント。

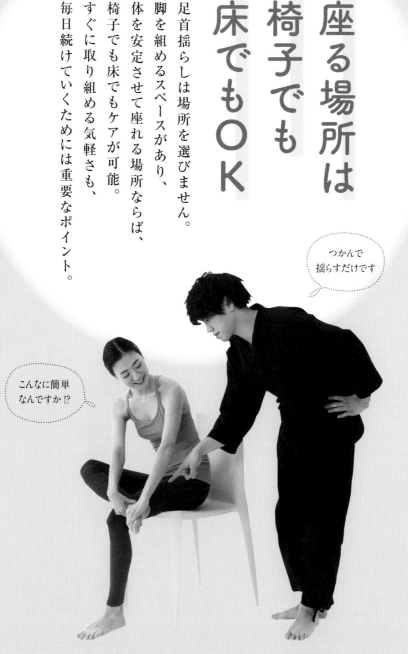

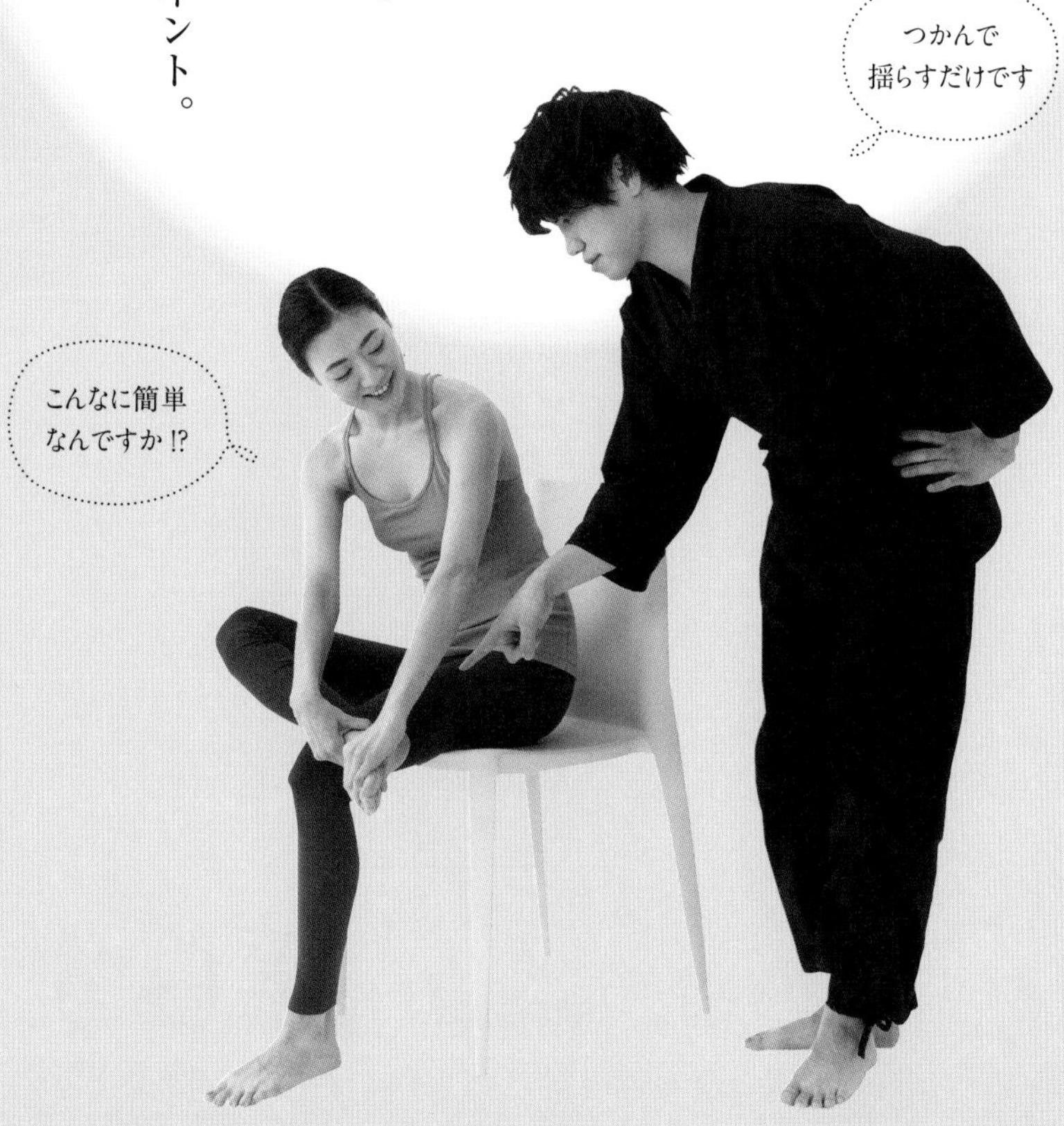

つかんで揺らすだけです
こんなに簡単なんですか!?

椅子の場合

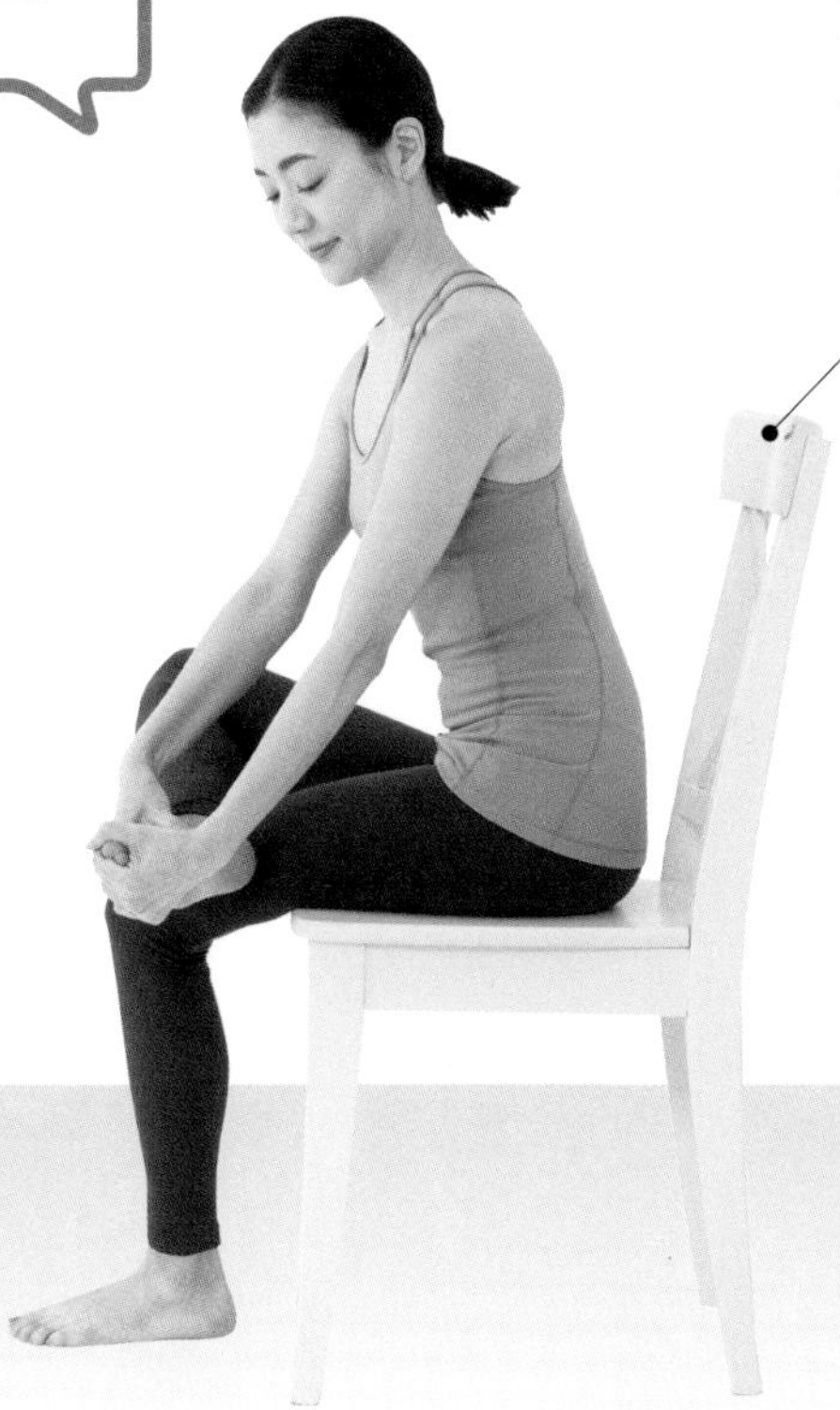
椅子から
落ちないよう
背もたれ付きを
選んで

床の場合

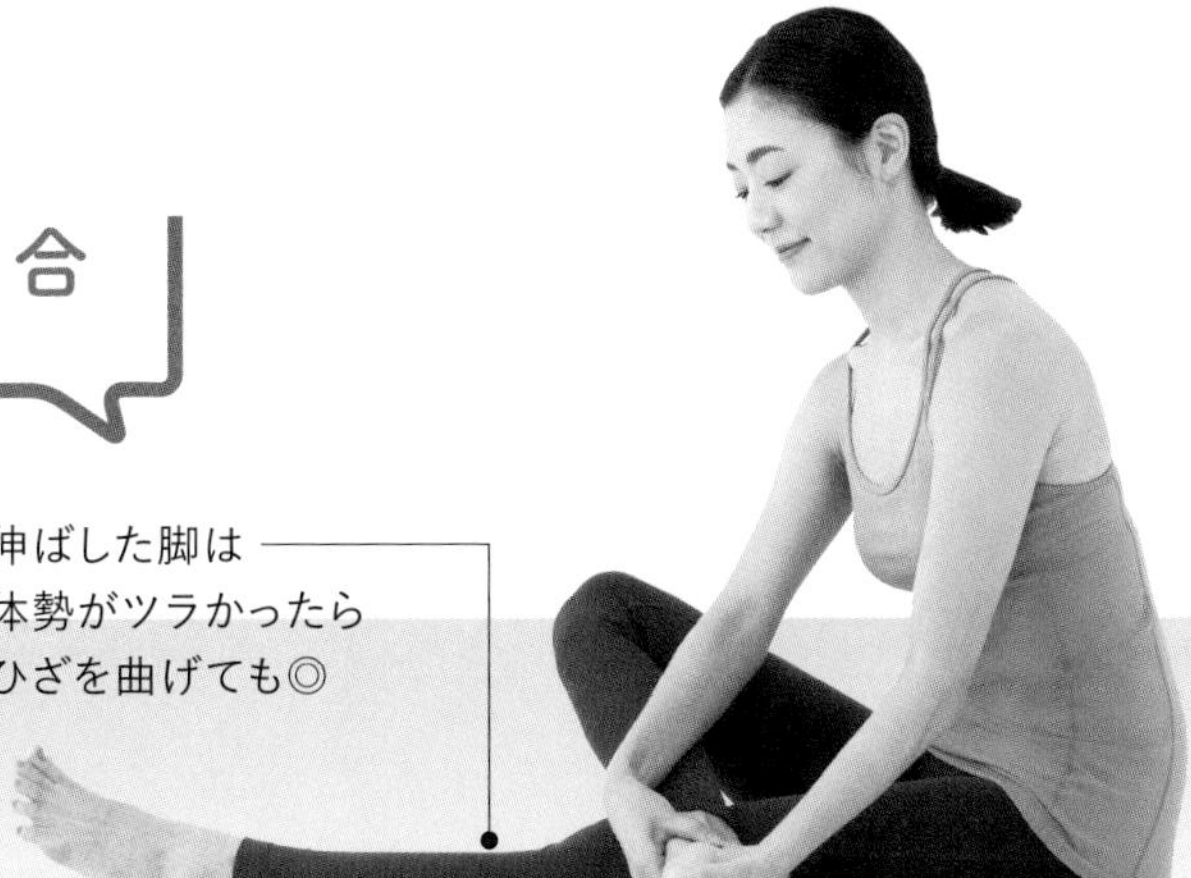
伸ばした脚は
体勢がツラかったら
ひざを曲げても◎

片足を揺らしたら歩いてみて！効果を実感することが大切

　運営している整体院では、まず片足だけを施術した時点で、立ち上がってもらい室内を歩いていただきます。これは施術前後で、体がどんな風に変化しているのかを体感してもらうためです。なぜ片足の施術後のタイミングかというと、左右差は違和感につながるので、ご自身でも効果を実感しやすくなるからです。

　手応えがあると、何事もも

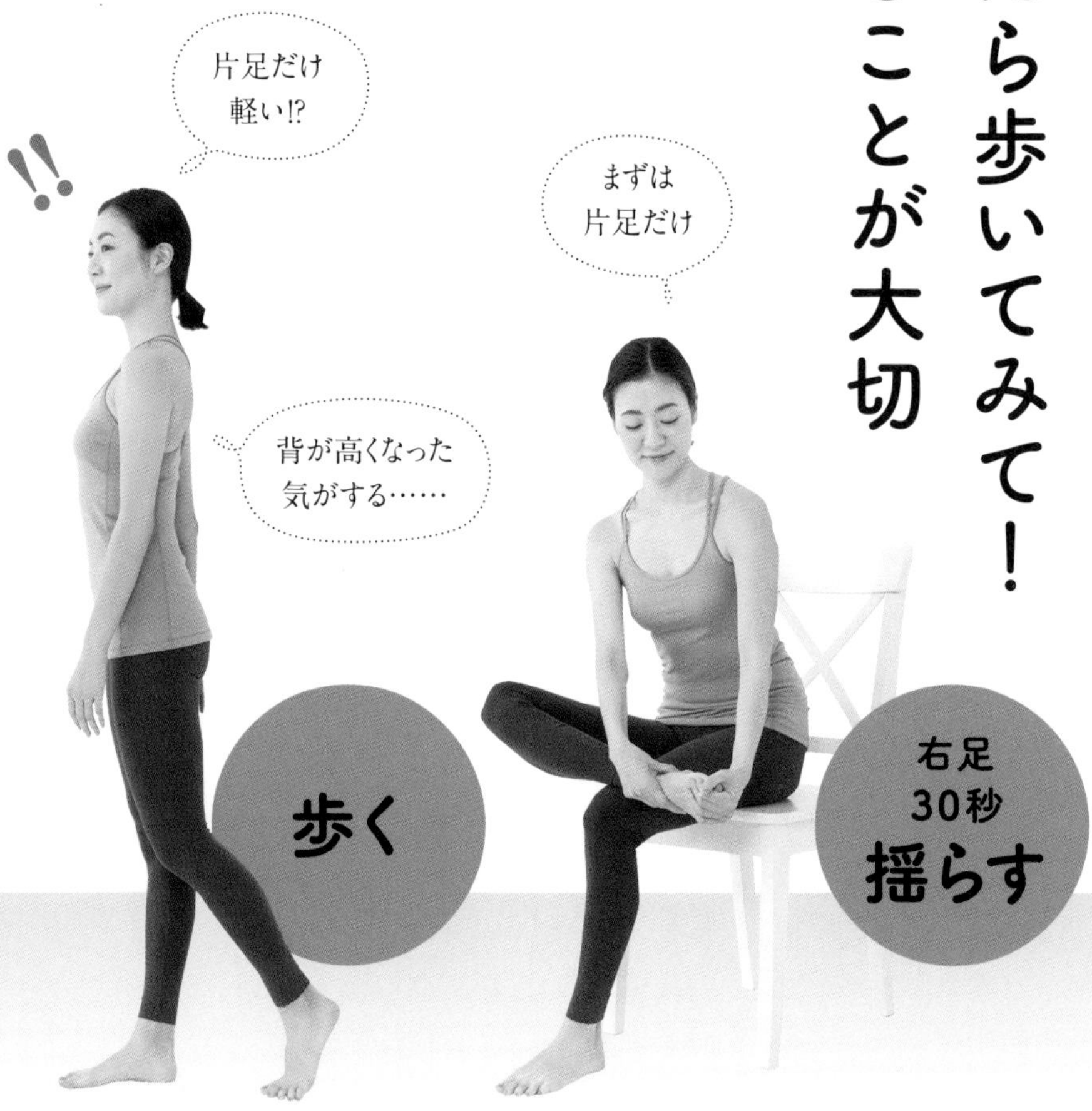
片足だけ
軽い!?
まずは
片足だけ
背が高くなった
気がする……
歩く
右足
30秒
揺らす

う少し続けてみようとモチベーションが高まりますよね。ですから、「足首を揺らすだけで本当に変わるの？」と、受け入れられない人にこそ〝片足を揺らしたら歩く〟をやってみていただきたいです。

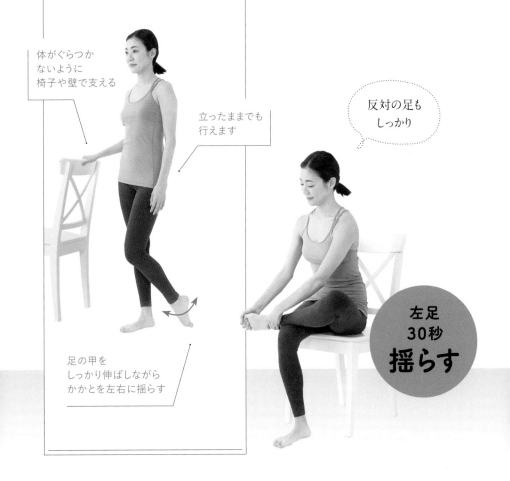

もし足を組む姿勢が難しい方はコチラ！

脚を組む姿勢がツラい人は、立位で行ってもOK。コツは足指をしっかりと床につけて、甲を前に突き出すようにすること。その状態でかかとを左右に揺らして。つま先を痛めないようタオルなどを敷くのがおすすめです。

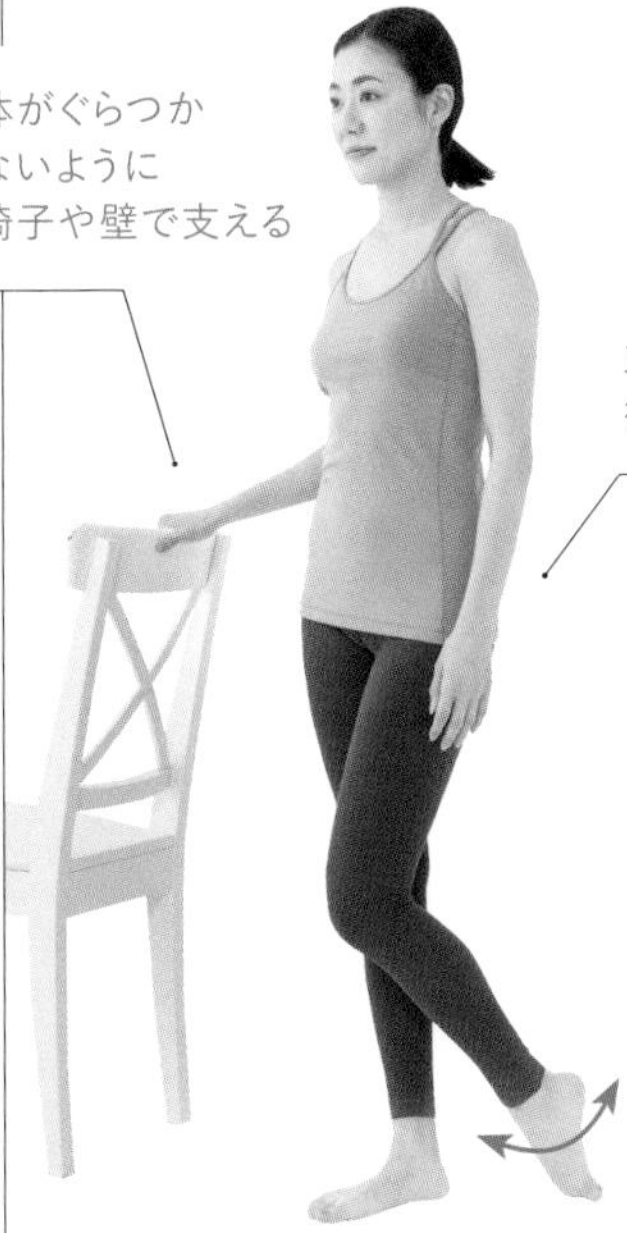
体がぐらつかないように椅子や壁で支える
立ったままでも行えます
足の甲をしっかり伸ばしながらかかとを左右に揺らす

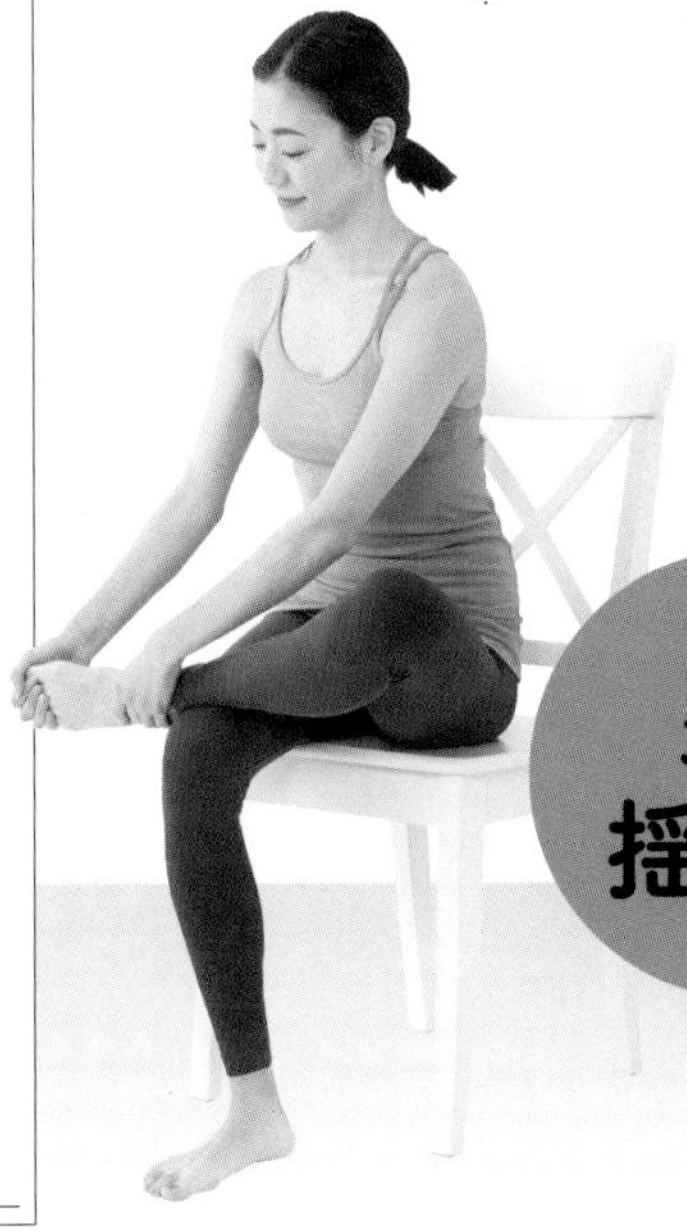
反対の足もしっかり
左足
30秒
揺らす

体の軽さを実感
動かしやすくなる

初めての足首揺らし、いかがでしたか？　片足30秒という短い時間ではありますが、集中して行ってみると、足首がほぐれて温まったのではないかと思います。さらに驚くのは、立ち上がってみたとき。足首が安定して、体の軸が定まったような感覚を味わえるはずです。背伸びをしているわけでもないのに、背が高くなった気がすると言う患者さんもたくさんいらっしゃいます。その感覚は間違いではありません。さらに、そこから一歩、二歩と歩いてみましょう。5本の足指でしっか

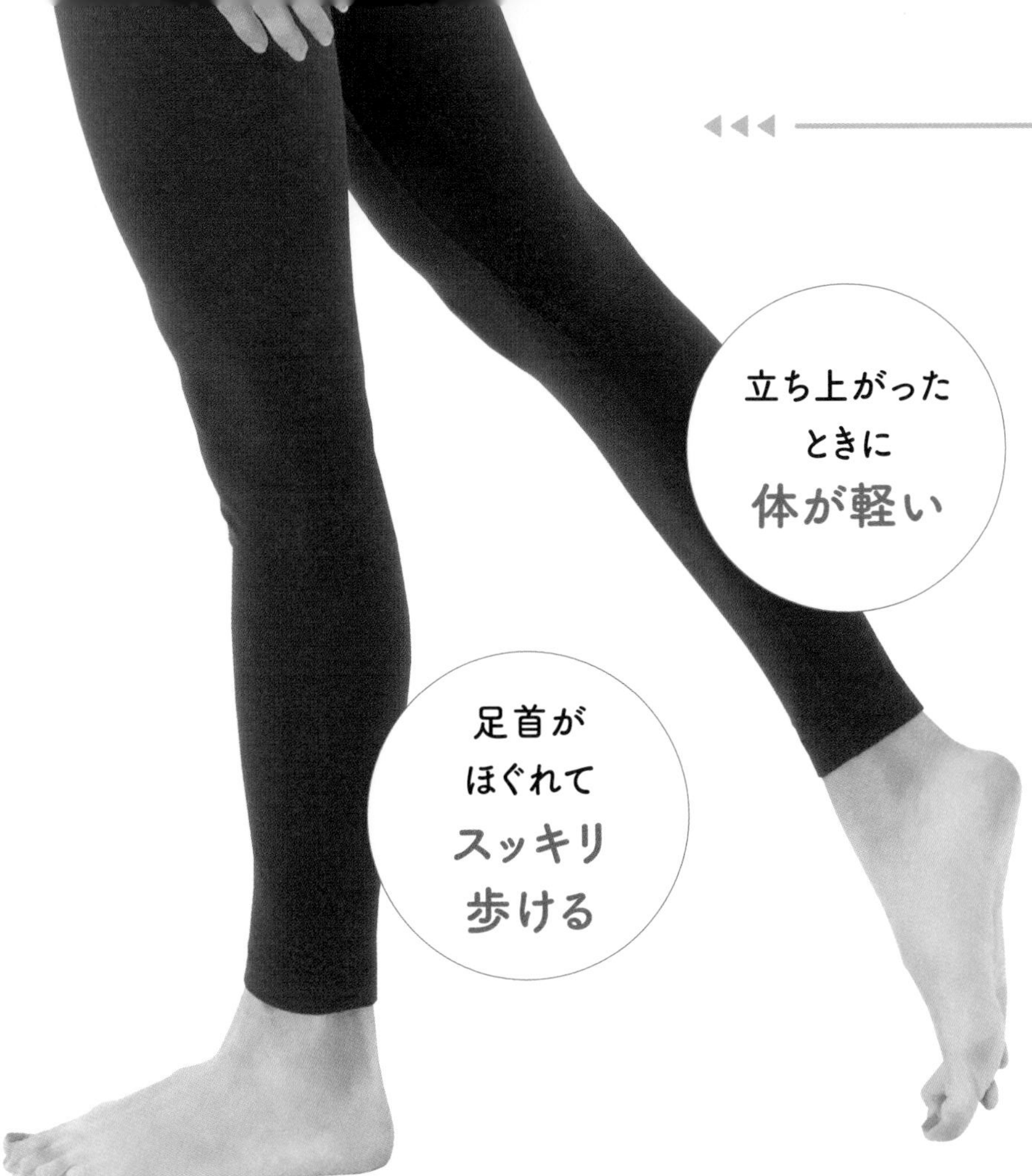
立ち上がった
ときに
体が軽い
足首が
ほぐれて
スッキリ
歩ける

り地面をつかみながら、歩けるのではないでしょうか。一歩目でしっかり踏み込めるということは、二歩目の蹴り出しも強くなります。つま先からかかとまでの関節や筋肉がしなやかに動いている証拠です。その分、足の裏にある筋肉＝足底筋群が歩くたびにストレッチされて、土踏まずなど足裏に必要なアーチを強化。足取りの軽さは、体の動かしやすさにもつながります。

体の軽さをキープするための

正しい歩き方レッスン

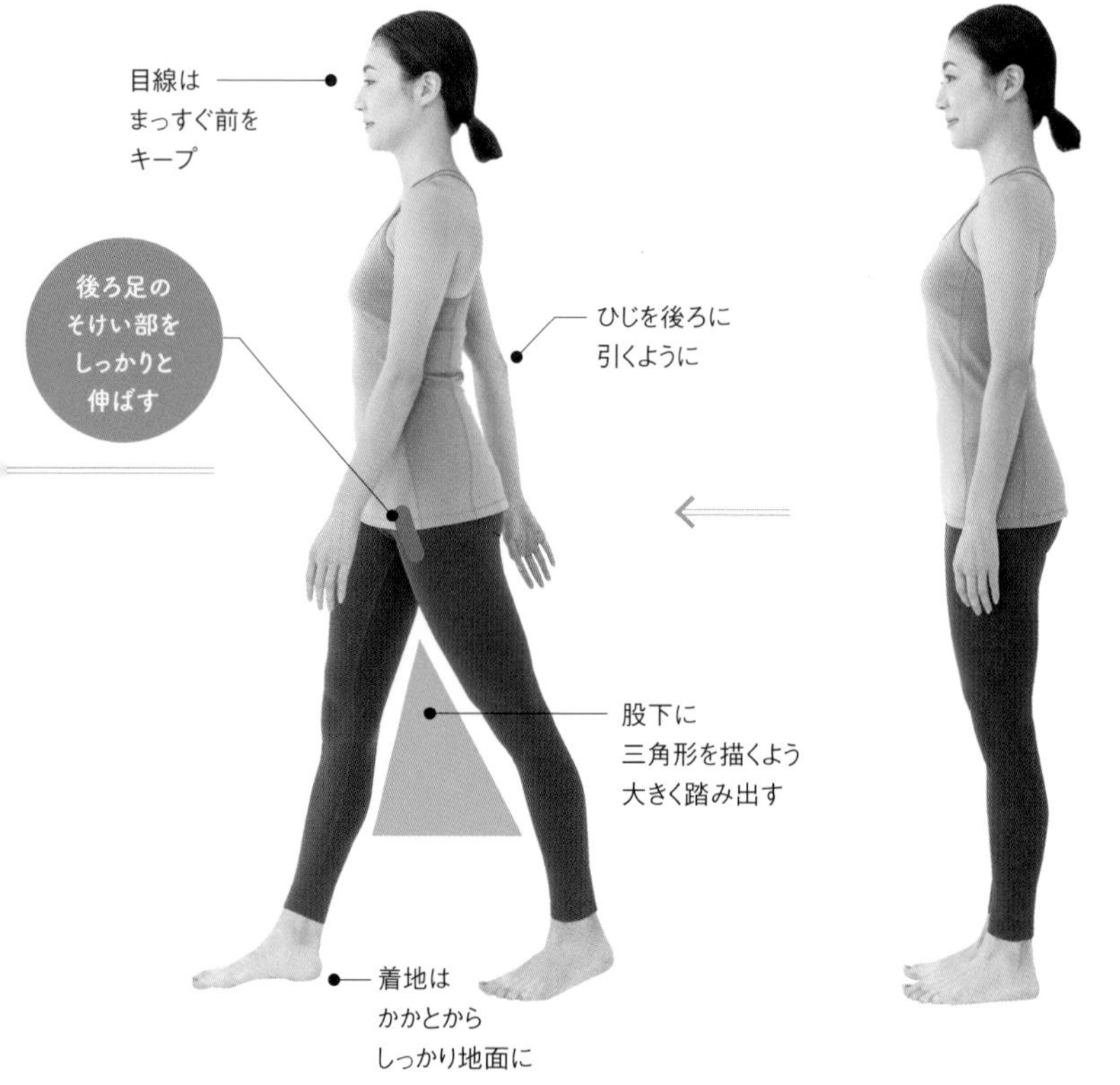

目線は
まっすぐ前を
キープ
後ろ足の
そけい部を
しっかりと
伸ばす
ひじを後ろに
引くように
股下に
三角形を描くよう
大きく踏み出す
着地は
かかとから
しっかり地面に

2 足先からではなく、太ももを意識して踏み出すと歩幅が大きくなる。残した後ろ脚のそけい部が伸びているのを感じながら歩く。

1 背筋を伸ばし、肩の力を抜いて、正しい姿勢からスタート。歩き出す前に姿勢を整えると、歩きやすさや体の疲れにくさにつながる。

ウォーキングやランニングなどエクササイズではない、普段の歩き方を意識したほうが日常生活は向上します。

正しい歩き方と聞くと、足の踏み出し方に目が向きがちですが、実は大事なのは後ろの脚。そけい部とひざ裏がしっかりストレッチされるのを感じながら歩けるようになると、下半身はどんどん引き締まっていきます。

足首が整うと、歩行も安定し、体が必要以上にブレなくなりますので、歩き続けても疲れにくくなるメリットもあります。

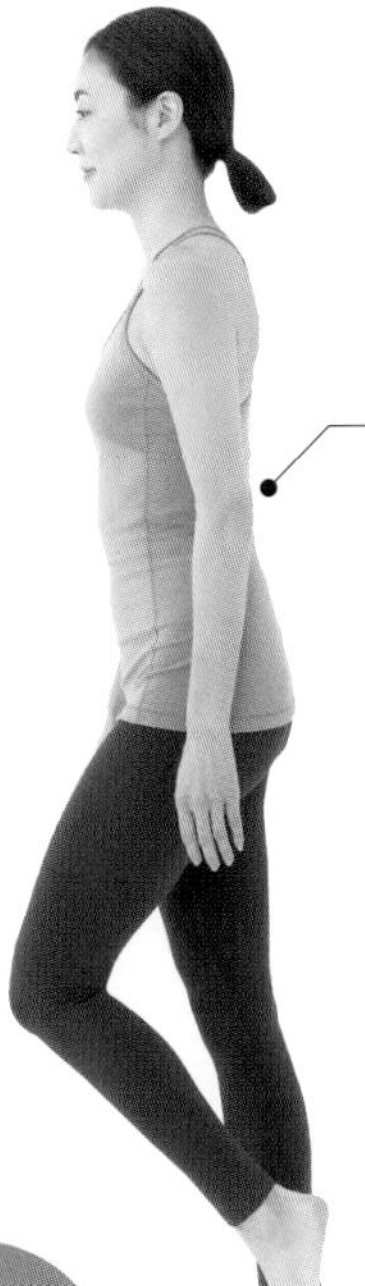

重心移動中も背筋は伸ばしたまま

3 足裏の重心が、かかとから小指側、最後に親指へと移動していく感覚をつかむ。足の関節を柔らかく使えて、しっかり蹴り出せる。

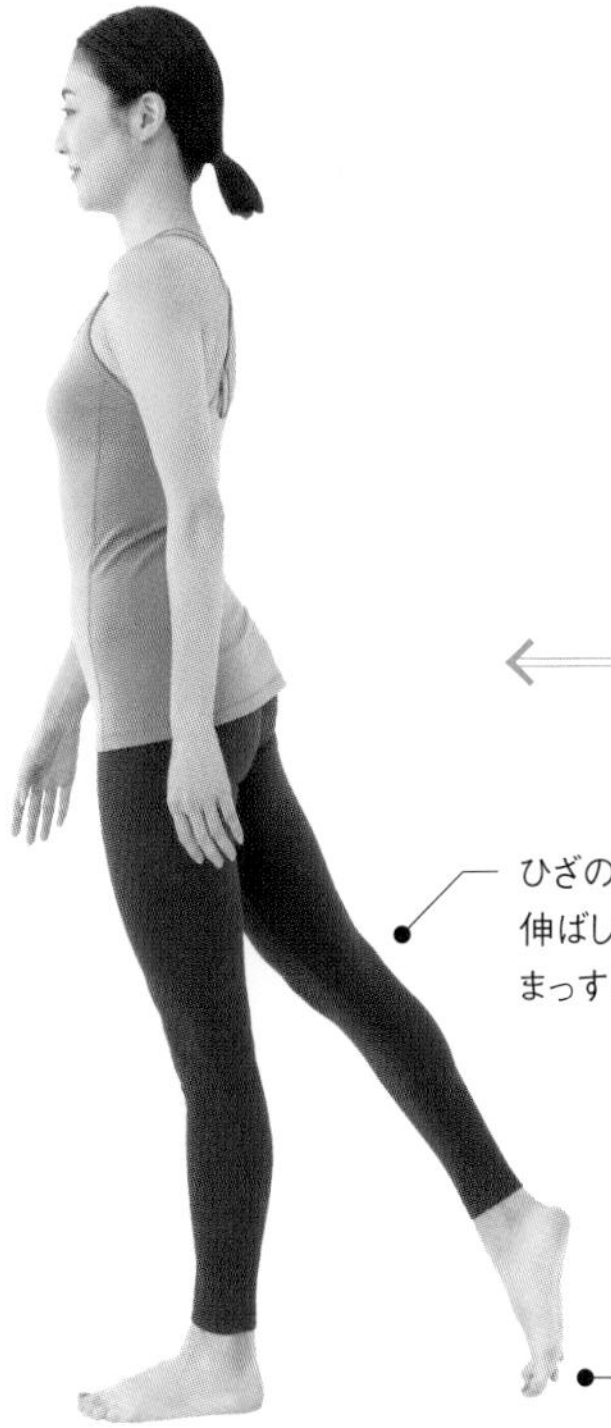

ひざの裏を伸ばしてまっすぐに
足先に力を入れて地面を蹴る

4 踏み出す脚より、残していく後ろ脚を意識しながら歩く。ひざ裏を伸ばして歩くと、ハムストリングスも刺激されてヒップアップ効果も。

2週間後の変化

痩せる第一歩
姿勢がよくなる

さて、足首揺らしを2週間続けると体にはどんな変化が訪れるでしょうか。患者さんからは、「姿勢がよくなった」という声が多数届きます。それは、足首と姿勢が深く結びついているからです。大事なことなので何度もお伝えしますが、足首は体の土台。土台が整うと、姿勢も美しくなります。日本人によくある猫背や前屈みは胸部を圧迫して、呼吸が浅くなりがちですが、正しい姿勢になれば、自然と深い呼吸を行えるようになります。そして、深い呼吸をするたびに、姿勢を維持するイ

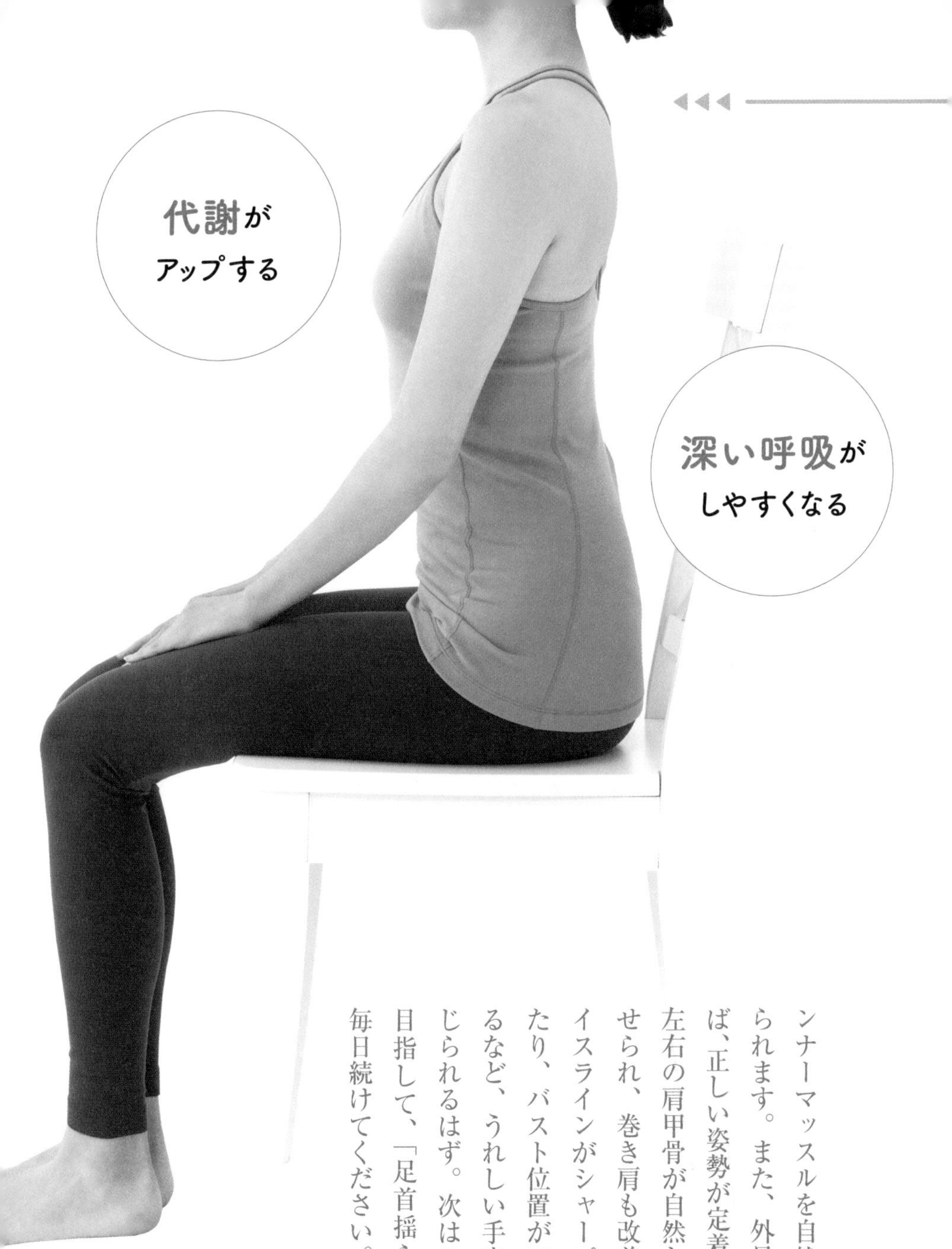

ンナーマッスルを自然と鍛えられます。また、外見でいえば、正しい姿勢が定着すると、左右の肩甲骨が自然と引き寄せられ、巻き肩も改善。フェイスラインがシャープになったり、バスト位置がアップするなど、うれしい手応えを感じられるはず。次は1カ月を目指して、「足首揺らし」を毎日続けてください。

姿勢の状態を調べるには

上体そらしでゆがみチェック

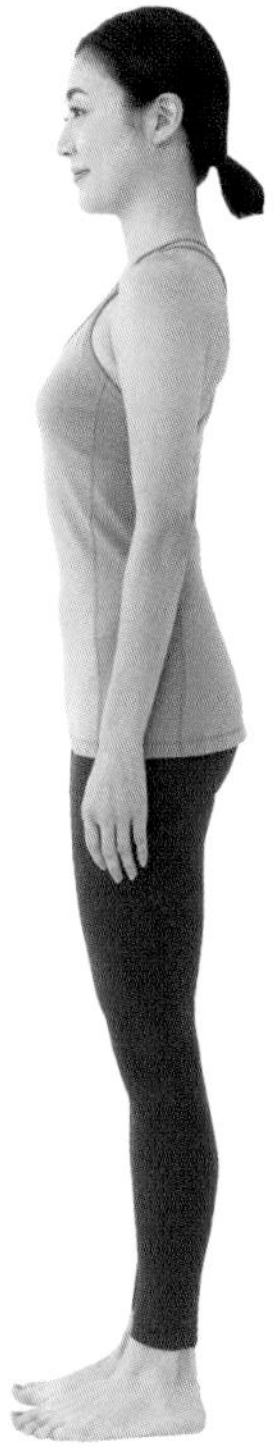

1
肩の力を抜いて、背筋を伸ばし、正しい姿勢で立つ。深い呼吸で全身をリラックスさせて。

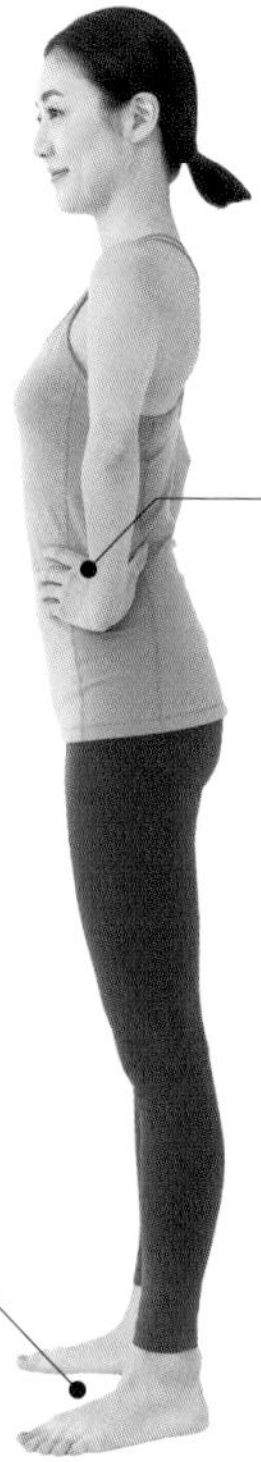

2
足を肩幅に開いて、両手は腰に当てる。上体をそらすときに、そり腰にならないよう骨盤を固定。

姿勢のゆがみの有無は、上体そらしで確認が可能です。というのも、人間の骨格の構造上、骨盤の位置が傾いていると上体をしっかりそらせません。ところが足首揺らしを実践すると、足元が安定するので、骨盤も正しい位置へ。さらに余分な力や緊張が全身から抜け、体の柔軟性が高まります。足首揺らしの前後に取り入れてみると、そらしやすさの違いを体感しやすいはず。上体そらしは姿勢のゆがみだけでなく、体幹の強さ、筋肉のしなやかさの目安にもなります。

首の前面が伸びている
上半身にきれいな弧を描けている

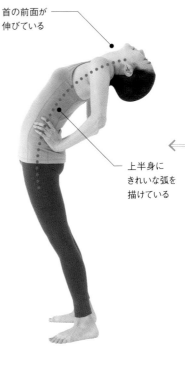

3 上体をゆっくりそらしていく、このとき胸を前に押し出すイメージで。目線は天井に向ける。

NG

足首も股関節も固まっていて、全身の関節が動いていない状態。

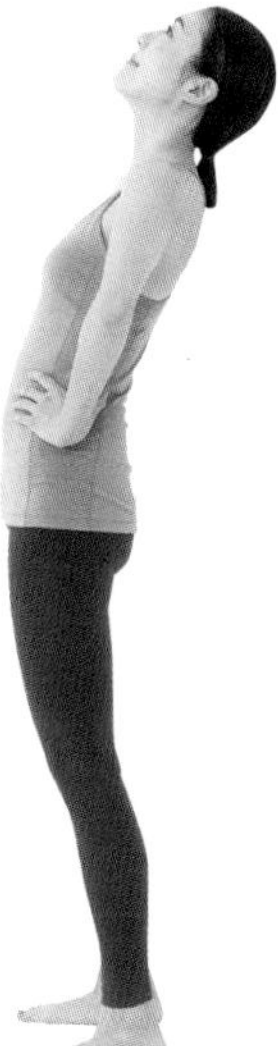

足首揺らし

1カ月後の変化

お尻からウエストがキュッと引き締まる

1カ月間足首揺らしを続けると、無意識でも正しい姿勢をつくれるようになっているはずです。猫背の多い日本人は、重力に抗って姿勢を支える筋肉――例えば、腹横筋《ふくおうきん》や腸腰筋《ちょうようきん》をはじめとしたインナーマッスル、ハムストリングスやお尻の筋肉が弱りがちという特徴があります。ですが、正しく筋肉が使えるようになると自然な筋トレ状態をキープできます。具体的には、動かずに縮こまっていた筋肉を動かせるようになり、偏った力が入って硬くなった筋肉はほぐれていきます。コアの

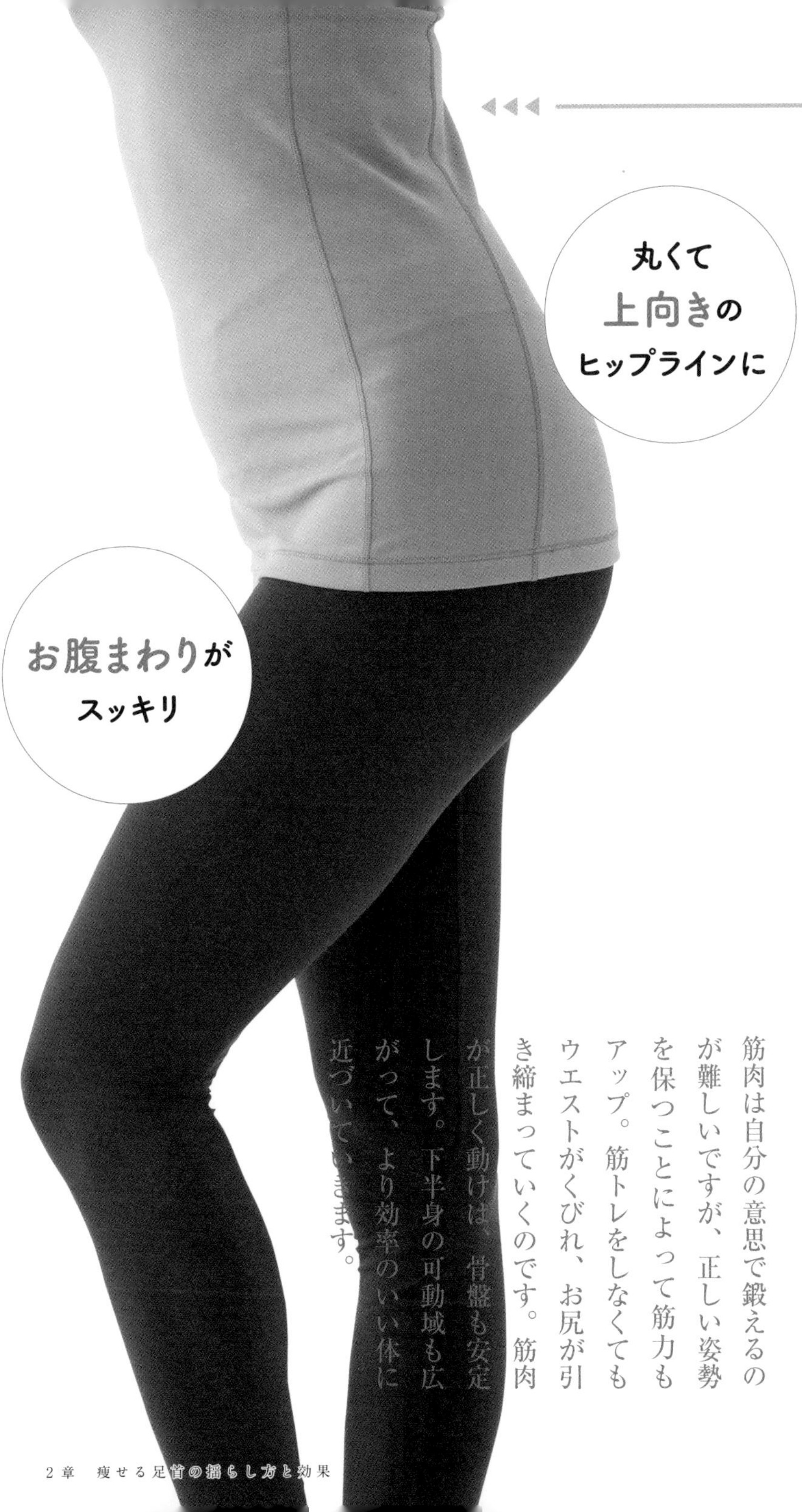
丸くて
上向きの
ヒップラインに
お腹まわりが
スッキリ

筋肉は自分の意思で鍛えるのが難しいですが、正しい姿勢を保つことによって筋力もアップ。筋トレをしなくてもウエストがくびれ、お尻が引き締まっていくのです。筋肉が正しく動けば、骨盤も安定します。下半身の可動域も広がって、より効率のいい体に近づいていきます。

下半身が引き締まると体が変わる!

ももの引き上げで可動域を確認

1

肩の力を抜いて、背筋を伸ばしてまっすぐ立つ。足先はこぶし1個分開く。

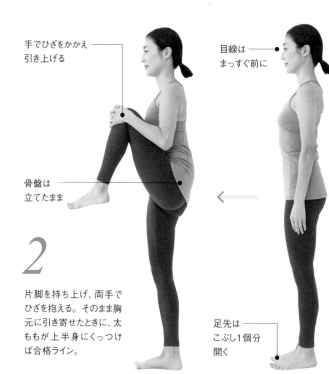

目線は
まっすぐ前に

足先は
こぶし1個分
開く

2

片脚を持ち上げ、両手でひざを抱える。そのまま胸元に引き寄せたときに、太ももが上半身にくっつけば合格ライン。

手でひざをかかえ
引き上げる

骨盤は
立てたまま

立ったまま CHECK

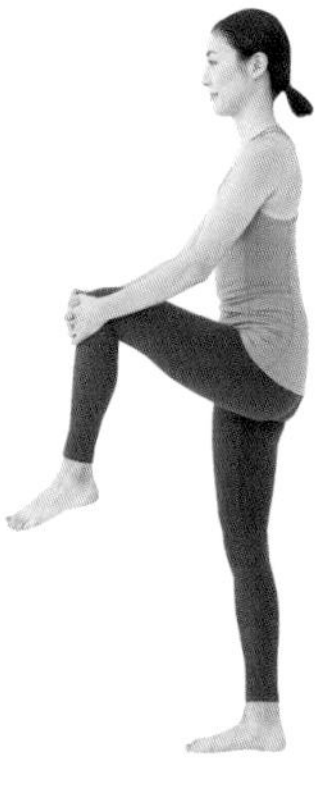

NG

ひざを引き寄せられないのは、
腸腰筋が弱っている可能性大。

上半身と下半身をつなぐ腸腰筋には「股関節を屈曲する」「姿勢を保つ」働きがあります。足首が整い、骨盤が安定し、正しい姿勢をキープできていると腸腰筋をしっかり伸び縮みさせて機能させることが可能。ももの引き上げは、腸腰筋の働きと股関節の可動域のチェックに最適なのです。立った姿勢でのチェックは、足首や骨盤の安定性も判断できます。ヒップやウエストが引き締まりはじめると、片脚立ちでも体の軸はブレにくくなり、脚も軽々と引き上げられるはずです。

寝転んでCHECK

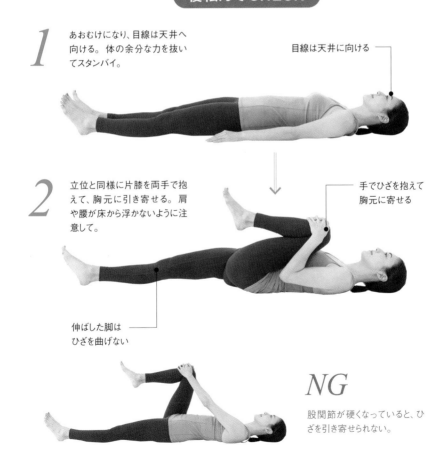

1

あおむけになり、目線は天井へ向ける。体の余分な力を抜いてスタンバイ。

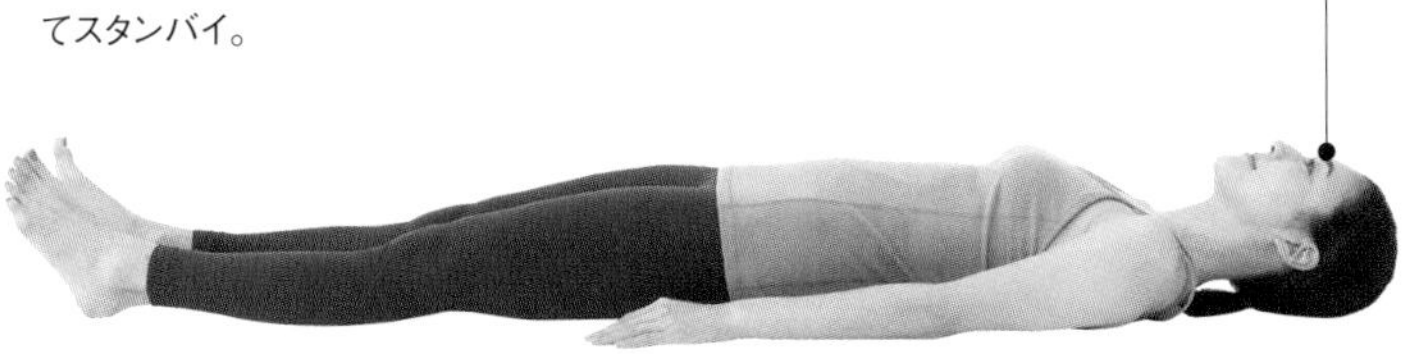

目線は天井に向ける

2

立位と同様に片膝を両手で抱えて、胸元に引き寄せる。肩や腰が床から浮かないように注意して。

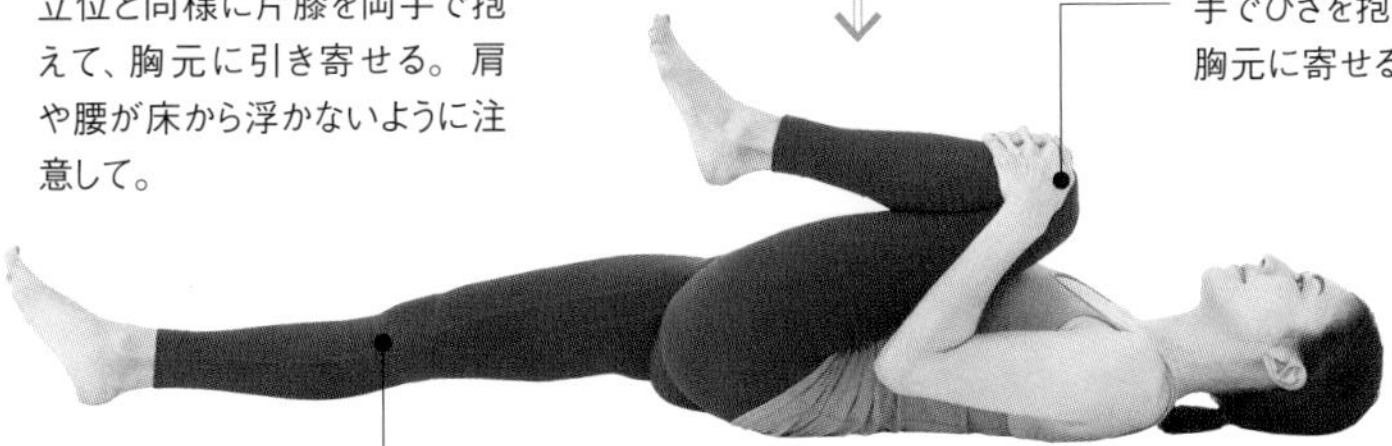

手でひざを抱えて
胸元に寄せる
伸ばした脚は
ひざを曲げない

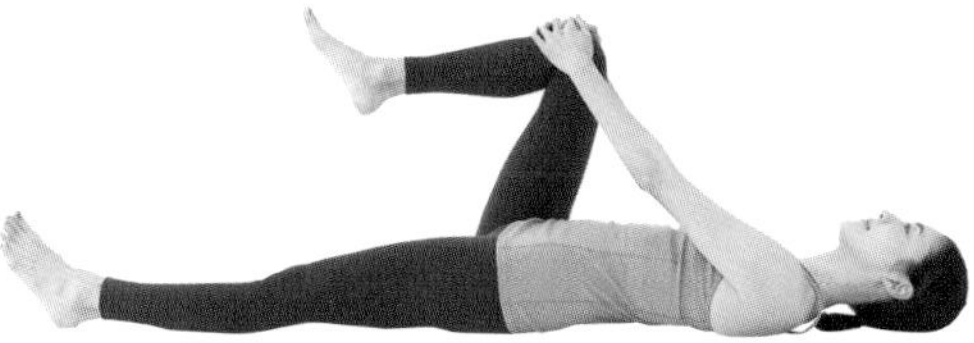

NG

股関節が硬くなっていると、ひざを引き寄せられない。

2カ月後の変化

むくみがとれて全身ほっそりが叶う!

足首からスタートした体の進化は、2カ月後には全身へと広がります。体が健康になるのはもちろんですが、ダイエットや美容にもうれしい効果が表れているはず。

姿勢や骨盤が正しい位置に戻ると、それに付随して肉や内臓もあるべき位置に戻り、正しく使われるように。ズレや偏りで滞ってしまっていた血流やリンパの流れも改善されます。すると、全身くまなく酸素や栄養を届け、老廃物などいらないものは回収して体外へ排出。まさに〝巡りのいい体〟になります。足首揺

無意識なのに
きれいな姿勢
が保てる

自然と
インナーマッスル
を使えるように

体のゆがみや
ねじれが解消
サイズダウン
する

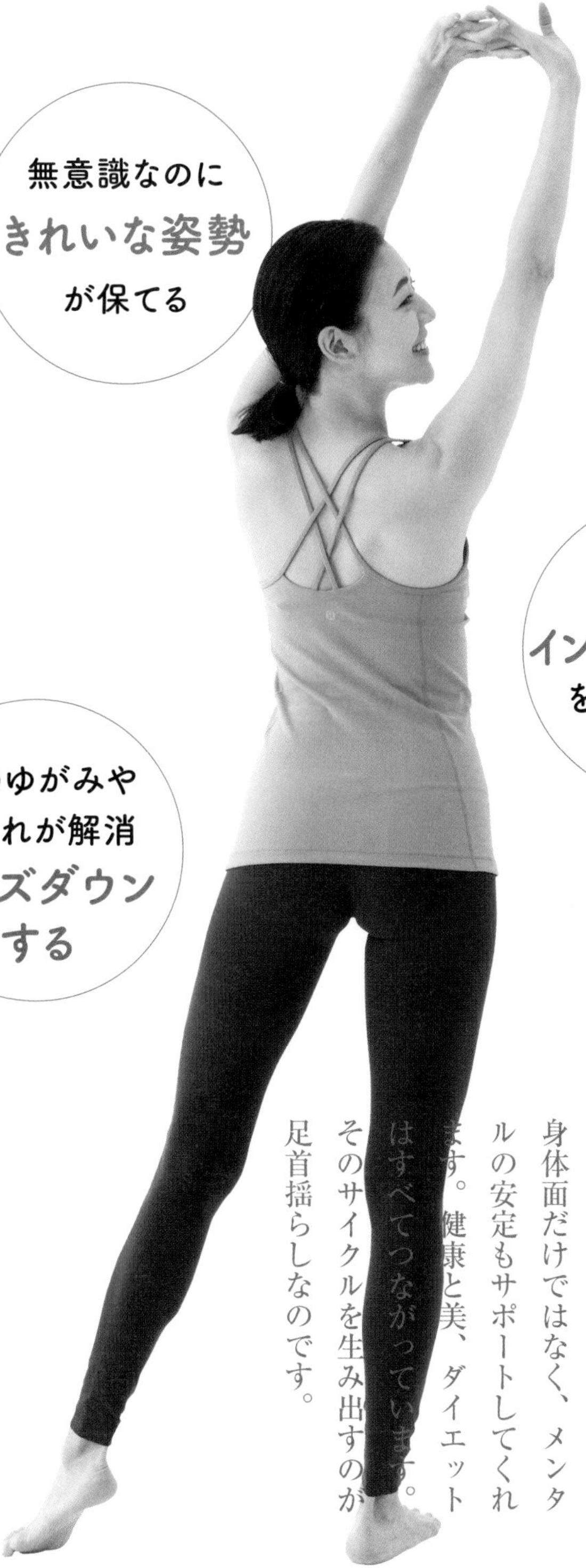

らしは、ホルモンバランスや自律神経の乱れにもアプローチするので、プチ不調を取り払い、心身ともにスッキリ。身体面だけではなく、メンタルの安定もサポートしてくれます。健康と美、ダイエットはすべてつながっています。そのサイクルを生み出すのが足首揺らしなのです。

足首揺らしのQ&A

Q 1日の中でいつやるのが効果的？

A 朝・昼・晩、いつやっても効果的です

距骨は筋肉につながっていない骨なので、立ったり、歩いたりするだけでズレたりゆがみます。思い立ったときに足首揺らしを取り入れて、こまめに調整していただくのが理想的です。

Q どのくらいの時間揺らしていいの？

A 最低30秒から3分間を目安に

最初は片足30秒からスタートしてください。たった30秒でも、固くなった足首にとっては大きな刺激。慣れてきたら、体調に合わせて少しずつ時間を増やし、最大3分間を目安に揺らしてください。

Q 椅子がないとできませんか？

A 基本の動作ができれば、日常のあらゆるシーンでできます

P.29でも紹介したとおり、床に座った状態でも足首揺らしは可能。脚を組み、足先を揺らすスペースがあればOKなので、入浴中の湯船で、ベッドに腰掛けながら、テレビを観ながらなど日常に取り入れてみて。

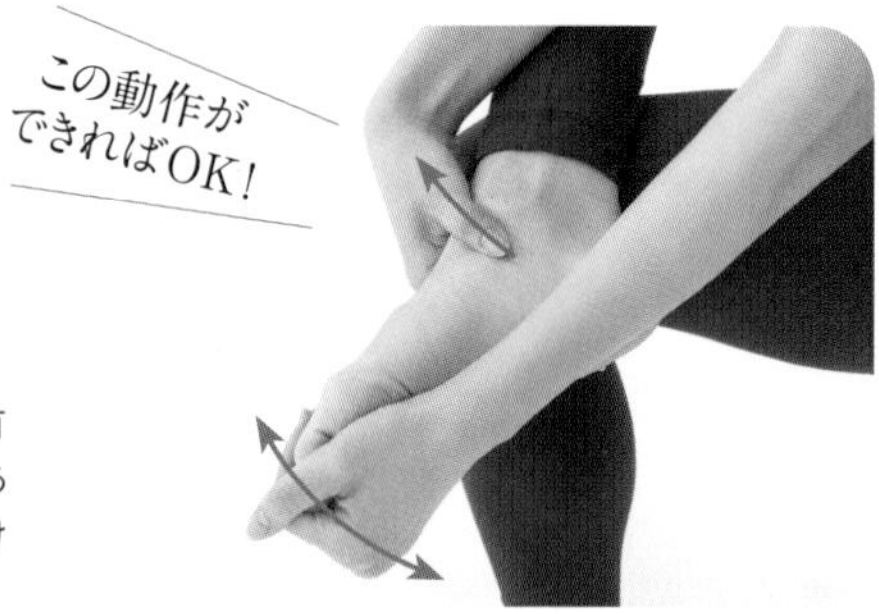

Q 足首をスムーズに揺らせないのですが……

A 足首の可動域が狭い証拠。揺らしていくうちにスムーズに動き出します

足首が固いと、揺らしてもカクカクとした動きになりがち。毎日続けていくと、可動域が広くなり、また動きも滑らかになります。足先の力を抜いて行うこともポイントです。

Q 靴下をはいたままでもいいですか？

A 足首を押さえる位置がズレなければ問題ありません

P.26に記載した、指で押さえるポイントをしっかりつかめるならば、靴下を着用したままでも行えますが、厚手の靴下は避けてください。すべりやすい、つかみにくいときは裸足がベターです。

足首 揺らしに
組み合わせて
なりたい自分へ

3章

+αの願望別プログラム

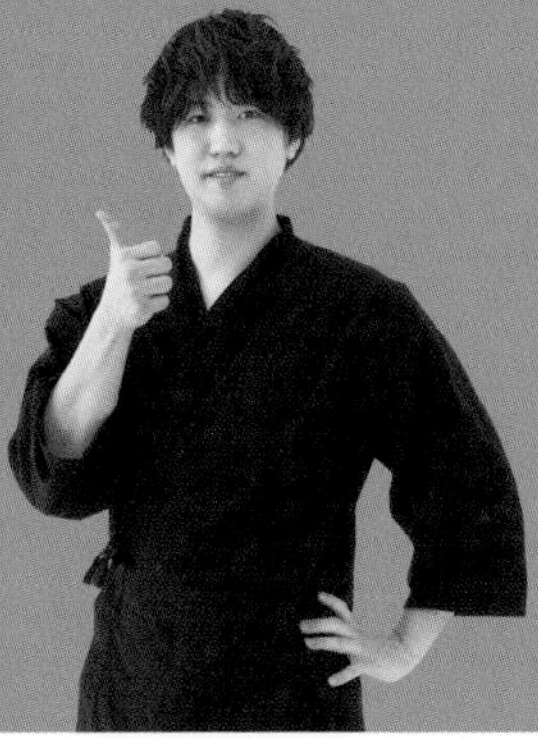

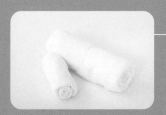

タオル枕を2サイズ準備

㊗はフェイスタオル（80×30センチほど）を、㊅はバスタオル（120×60センチほど）を使用。ともに4つ折りにしたら端からくるくると巻いていくだけで完成。型崩れしないようにきつめに巻くのもポイント。

願望 1

顔をスッキリさせたい

リモートワーク中の自分の顔立ちを一新！

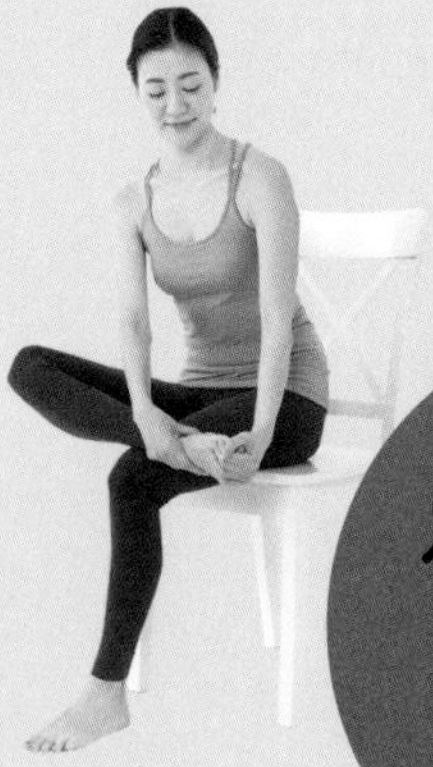

基本の
足首揺らし
30秒
+α

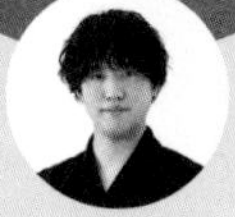

⇓

「首」を鍛えて、マスク顔もたるみ知らず

マスク生活が続くと、表情が乏しくなるため顔の筋肉が動かず、フェイスラインのたるみにつながります。広頚筋《こうけいきん》は首の前面にあり、鎖骨とあごのラインをつなぐ筋肉。縮こまってしまうと顔を下へと引っ張り、フェイスラインをたるませます。肩や首を足首揺らしで正しい位置に戻してから、広頚筋をしっかりストレッチしてみてください。首もすっと伸びて、顔まわりもシャープになります。

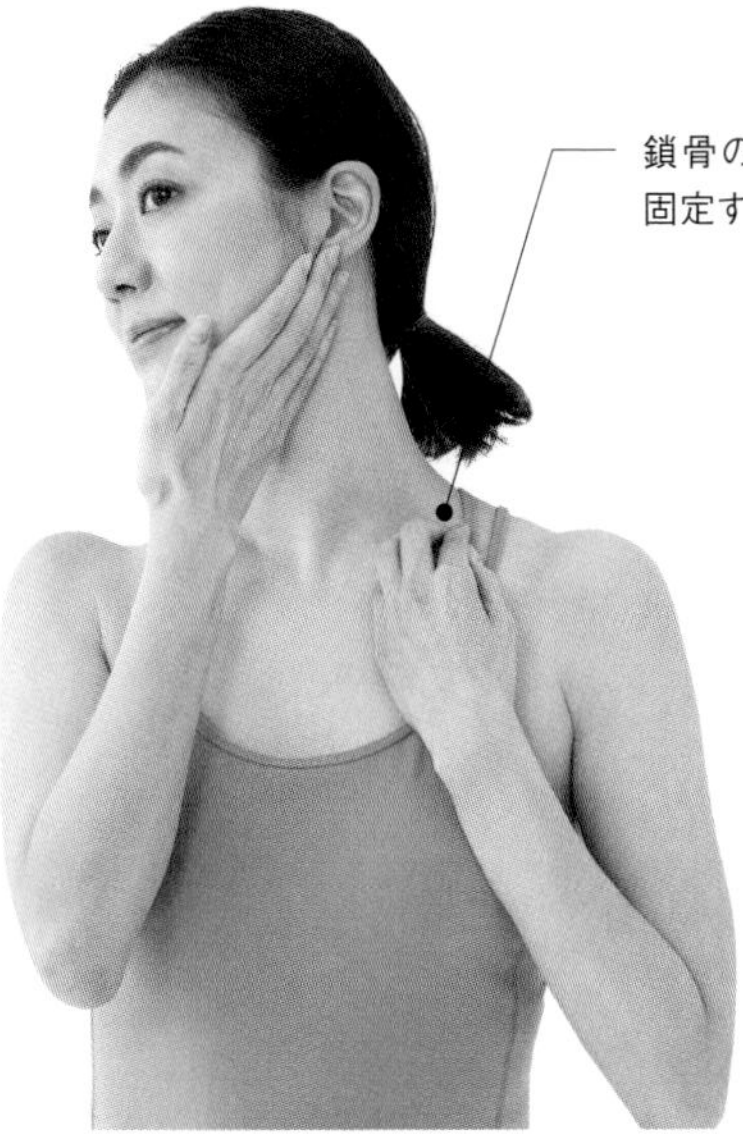
鎖骨の位置で筋肉を
固定するイメージ

1

正しい姿勢に整えてから、左側の鎖骨に左手指を引っ掛け、顔を右に向けて、フェイスラインに右手を添える。

目安は
左右30秒ずつ

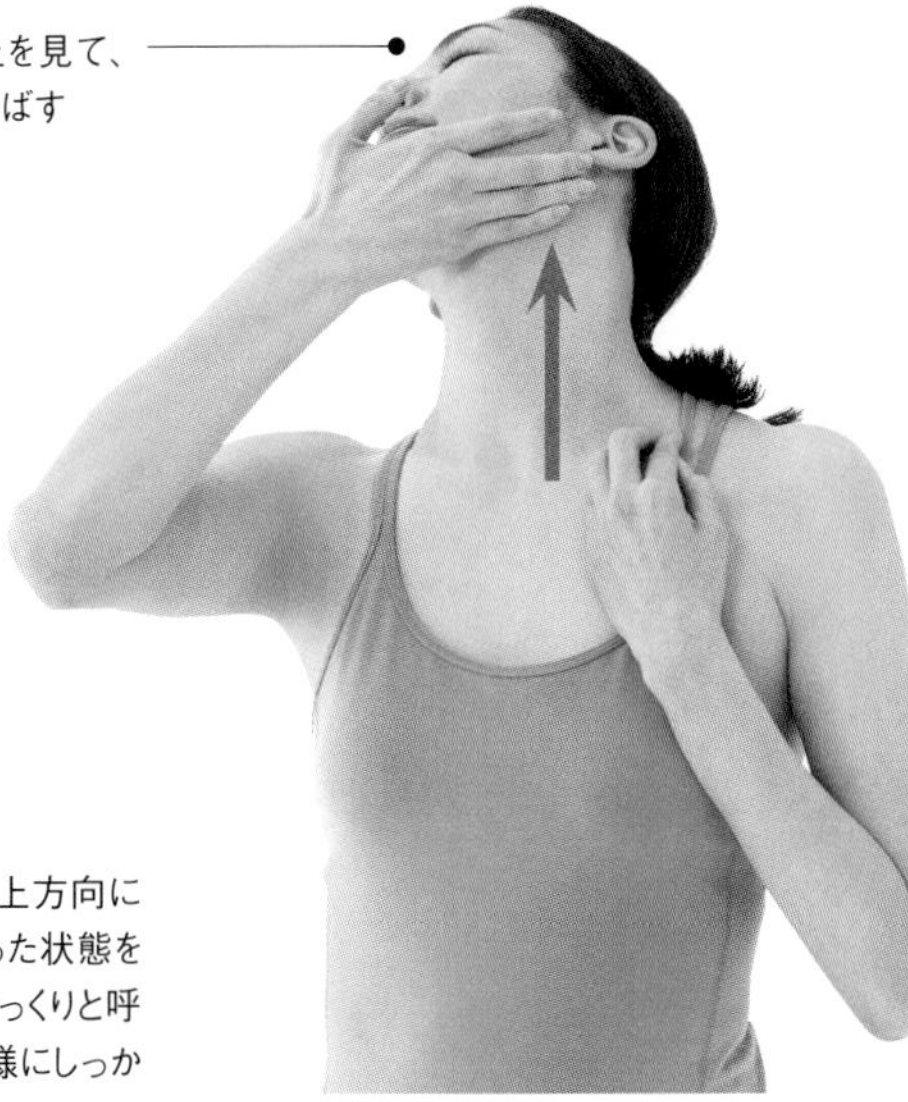
目線は斜め上を見て、
首の前面を伸ばす

2

鎖骨は下方向に、あごは斜め上方向に向けて、広頚筋がピーンと張った状態を30秒キープ。 息を止めず、ゆっくりと呼吸しながら行う。 反対側も同様にしっかり伸ばす。

願望 2

お腹を引き締めたい

宅飲みで深刻化するコロナ太りをストップ

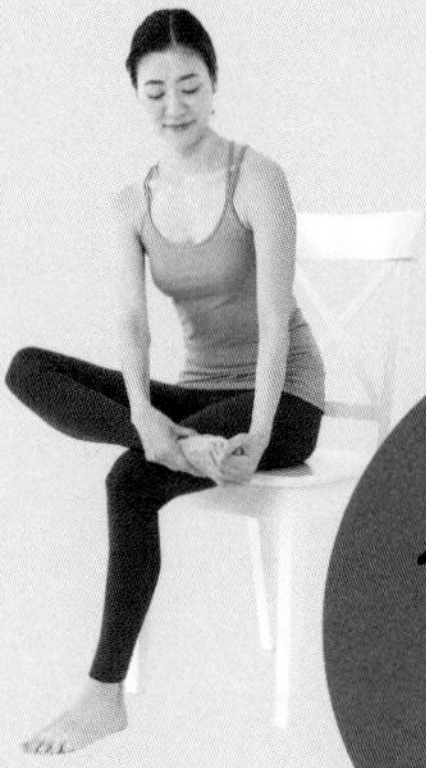

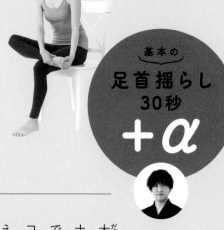

基本の

足首揺らし30秒

+α

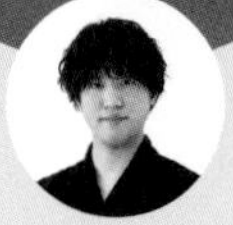

⇓

「インナーマッスル」トレーニングで ぽっこりお腹を撃退

大腰筋《だいようきん》は腰から内臓側を通って、大腿骨につながっているインナーマッスル。この深層部にある筋肉を鍛えると、重力の影響で下がった骨盤や内臓を、正しい位置に戻す効果があります。コロナ太りで気になるぽっこりお腹を改善したいなら、まず鍛えるべき筋肉です。事前に足首揺らしで骨盤の位置を整えておくと、脚を引き寄せる動きがスムーズになり、大腰筋を効率よく伸縮させられるメリットも。

両手で骨盤の上をつかんで、グッと内側に寄せる。骨盤を締めた状態をキープする。

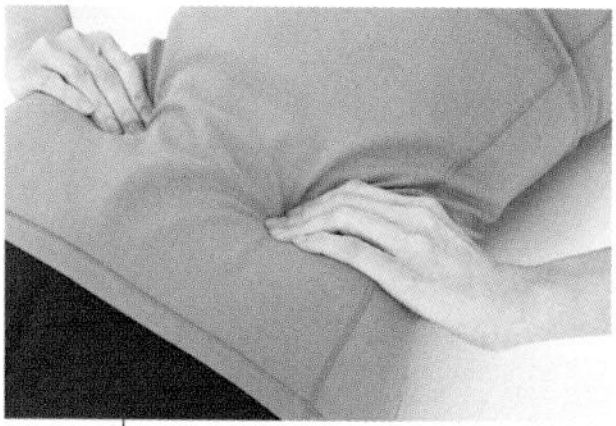

1

あおむけになった状態で、骨盤の上あたりを手でつかむ。目線はまっすぐ天井に向ける。息を止めず、ゆっくり鼻から吸って、口から吐く「腹式呼吸」を心がけて。

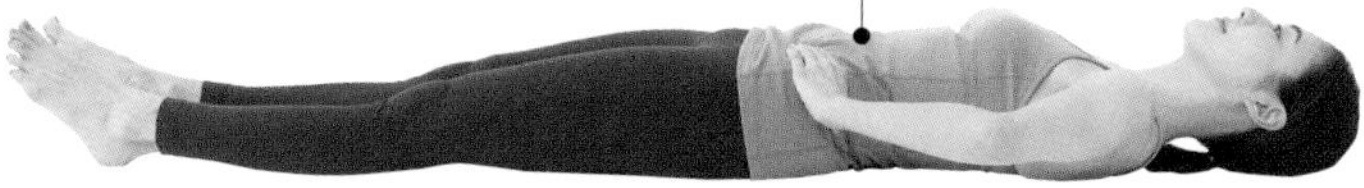

目安は 60秒

ひざや足先をしっかり伸ばす

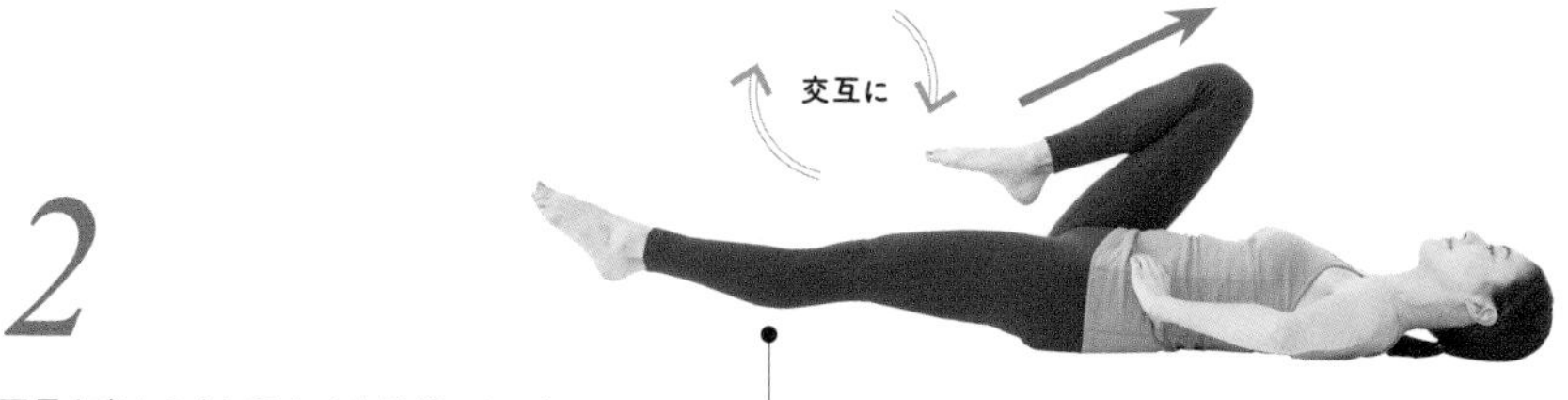

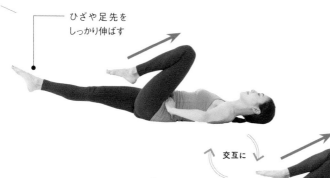

2

両足を床から少し浮かせた状態から、太ももをみぞおちに近づけるイメージで脚を左右交互に引き寄せる。ひざや足先を伸ばして、リズミカルに行うとより効果的。

足を入れ替えるときも伸ばした足は浮かせたまま

願望 3

下半身のむくみを取りたい

座りっぱなしのずっしり下半身を軽く

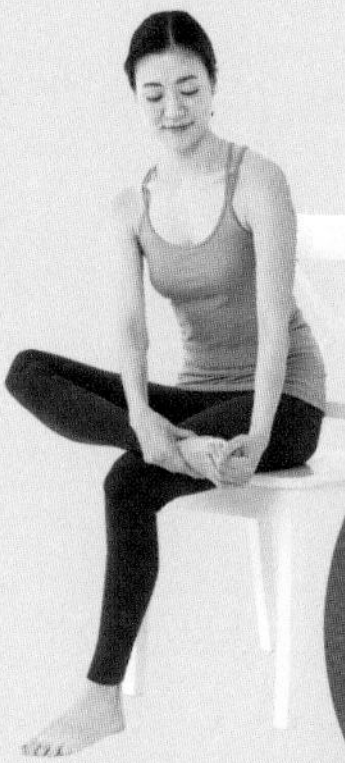

基本の
足首揺らし
30秒
+α

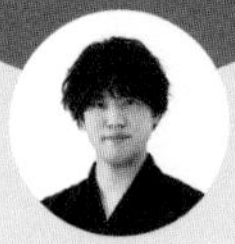

⇓

「お尻」をほぐして下半身の冷えやむくみを解消

意外かもしれませんが、お尻が硬い人はとても多いんです。座りっぱなしの姿勢が続くと、お尻がつぶされて、血流が悪くなり、脂肪がつきやすくなります。お尻の冷えは下半身のむくみや重だるさの原因にも。大臀筋《だいでんきん》は、股関節を動かす筋肉なので、ストレッチでしなやかな状態を取り戻すと可動域が広がります。足の動きや腰の疲れが軽くなると、全身の疲れにくさにもつながっていきます。

1

背もたれに腰がフィットするくらい深めに座る。足の裏が床につき、体が安定する椅子を選んで。

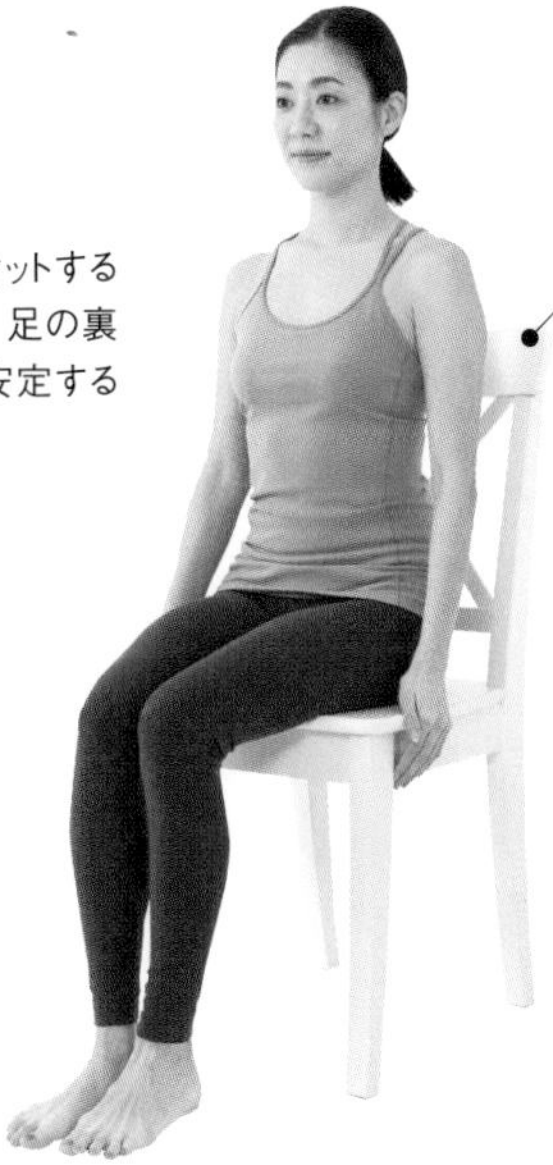
背もたれのある
椅子を使う

2

両手で片足のひざを抱えて、胸元に引き上げる。このとき、骨盤が前傾・後傾しないように、正しい姿勢を保って。

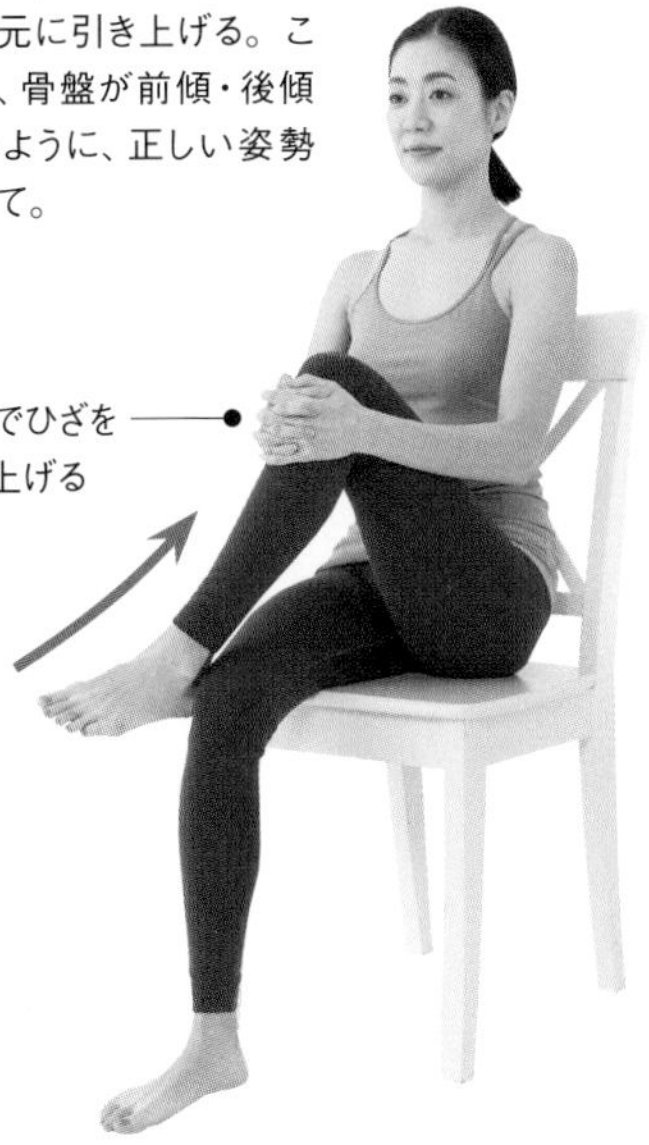
両手でひざを
持ち上げる

目安は

30秒

3

正しい姿勢を保ったまま、ひざを胸に抱き抱えるように上半身に引き寄せる。お尻がしっかり伸びるのを感じながら、30秒キープ。

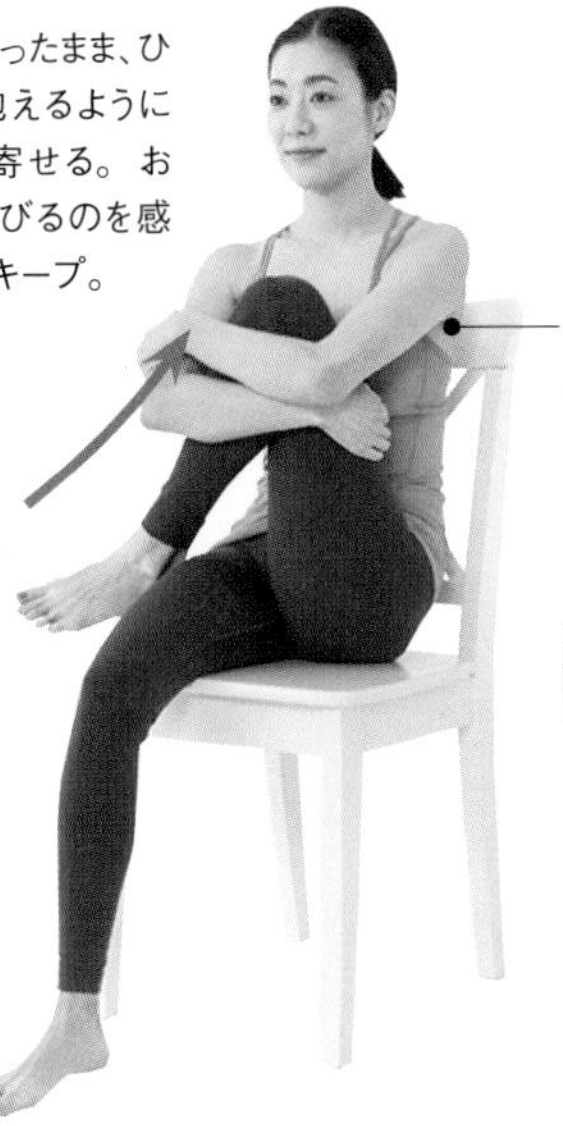
ひざを胸に抱く姿勢で
30秒キープ

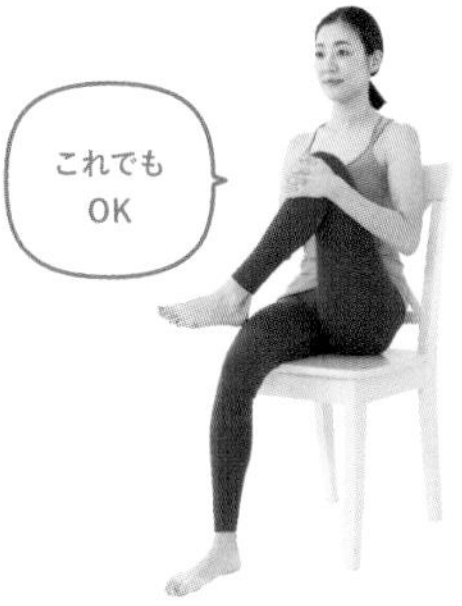
これでも
OK

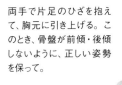

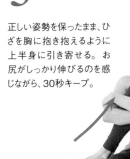

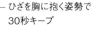

ひざを引き寄せられない人は、無理せずできる範囲で行ってください。

願望 4

集中力を発揮したい

試験、会議、プレゼンなど〝ここ一番〟に効く

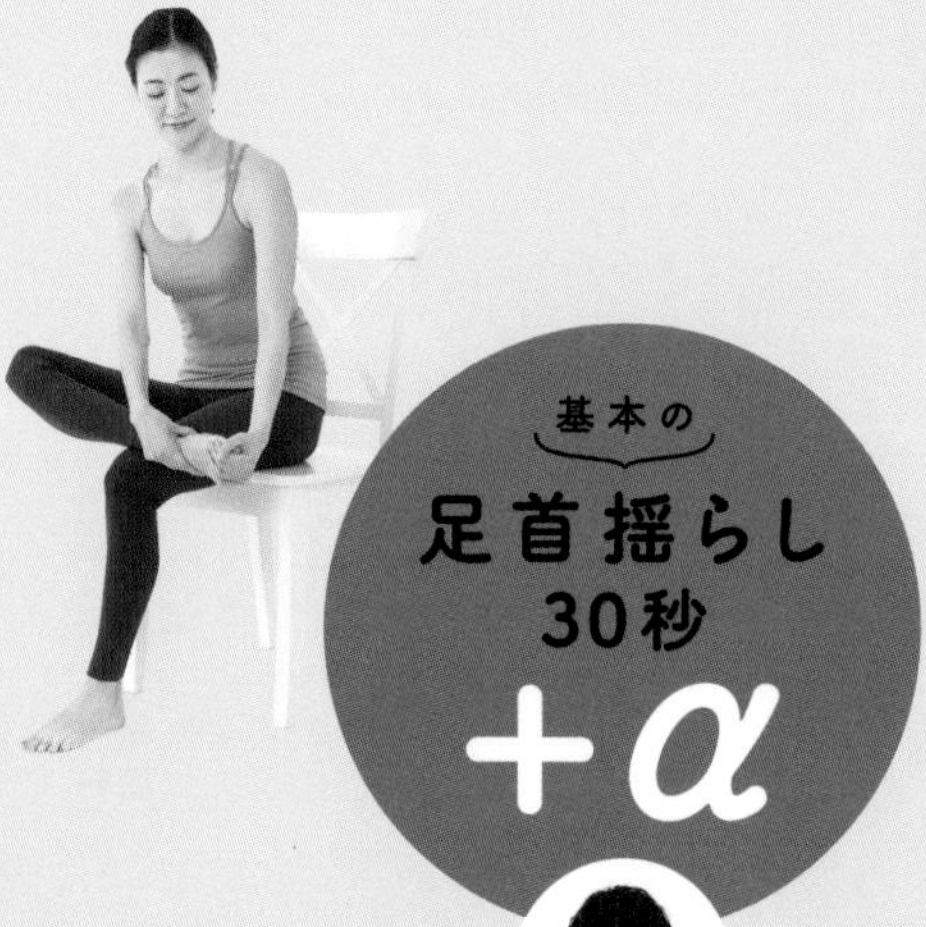

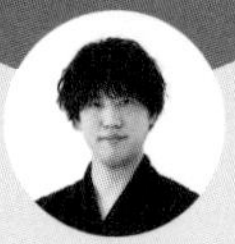

⇓

「眉上」をほぐして、脳を活性化しましょう

前頭筋《ぜんとうきん》とは、眉の上あたりからおでこの生え際にかけて位置する筋肉。集中力を低下させる目の疲れや頭痛は、前頭筋の過度の緊張によって引き起こされている可能性も。慢性化すると、常に頭がぼーっとしていたり、目元の表情が動かず「覇気がない」ように見えてしまいます。足首揺らしで、足裏に刺激を加えて脳全体の血流を促したあとに、前頭筋をほぐすことでやる気や集中力がより高まります。

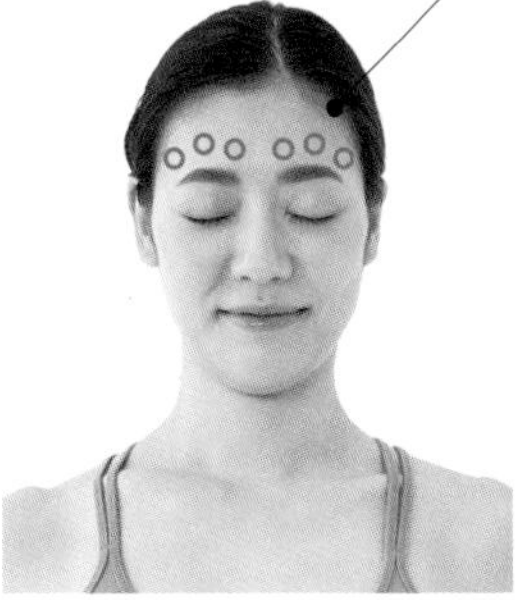
○の位置に左右の人差し指、中指、薬指を当てる

1

左右の眉の上に指を当てる。指を当てる位置は、眉頭の上に薬指、眉尻の上に人差し指を当てて、中指はその間の自然な位置に。爪で肌を傷つけないように、指の腹を使って。

目安は 30秒〜3分

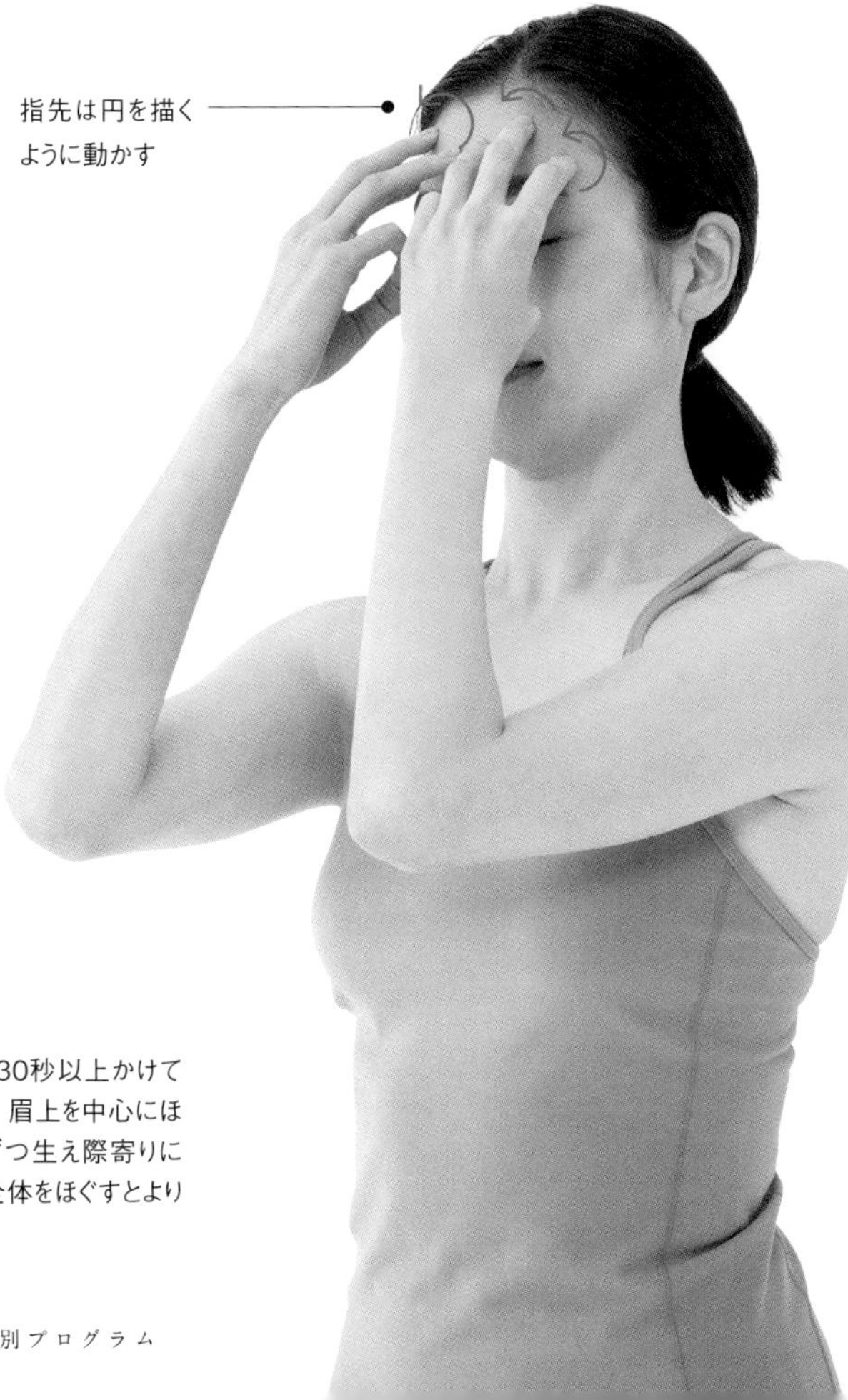
指先は円を描くように動かす

2

指先で縁を描くように30秒以上かけてゆっくりとほぐしていく。眉上を中心にほぐしたあと、指を少しずつ生え際寄りに動かしていき、おでこ全体をほぐすとより効果的。

願望 5

疲れた体を軽くしたい

重だるさを解消して、疲れにくい体に導く

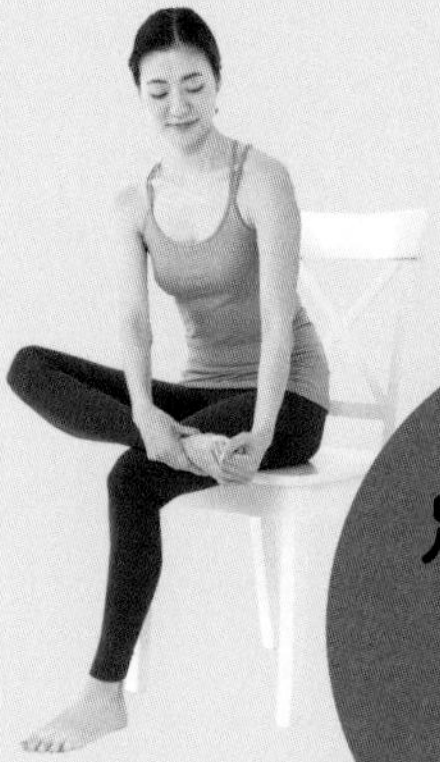

基本の
足首揺らし30秒
+α

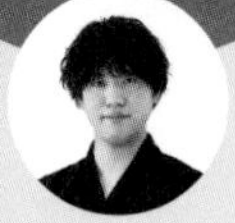

⇓

「仙骨《せんこつ》」を整えて、骨盤を正しい位置へ戻す

仙骨は、背骨の土台であり、骨盤の中核を担う、まさに体の中心にある骨。仙骨を整えると、その周辺にある腹部から枝分かれした血管の動きもよくなります。血液は全身の疲労物質や老廃物を回収するのと同時に、新鮮な酸素と栄養をすみずみまで行き届かせるので疲れにくい体に。足首揺らしを行うと、体の緊張がほぐれるので、より巡りのいい状態からスタートできる相乗効果があるのです。

タオル枕は
仙骨の位置に

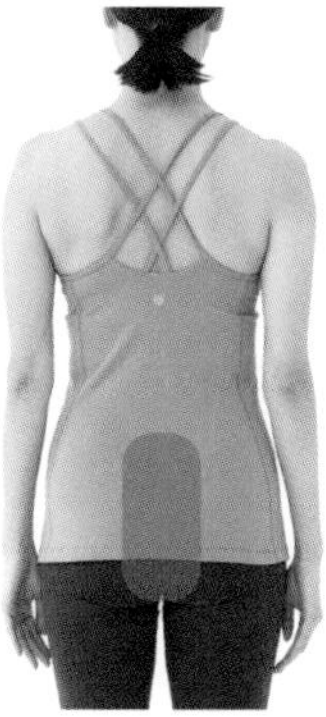

タオル枕(小)を使用します

腰の真ん中、お尻の割れ目の上あたりが「仙骨」の位置。タオル枕は微調整しながら、体に当ててください。

1

タオル枕を仙骨に当てて座り、両手で体を支えながら、ゆっくり上体を倒す。あおむけになったとき、タオル枕が体の中心からズレていないかチェックして。

目安は
3分

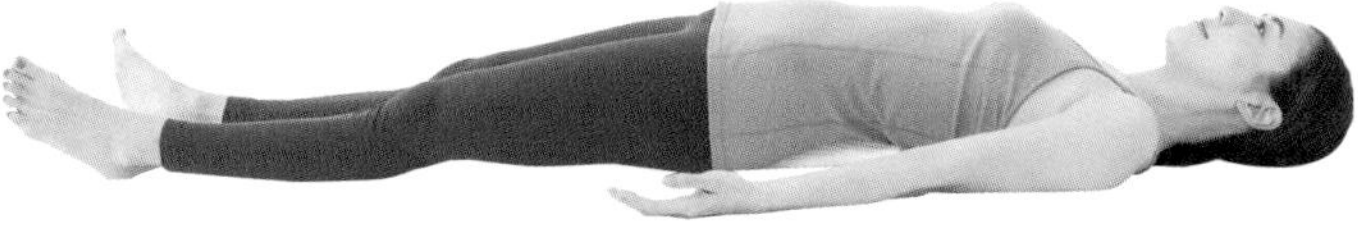

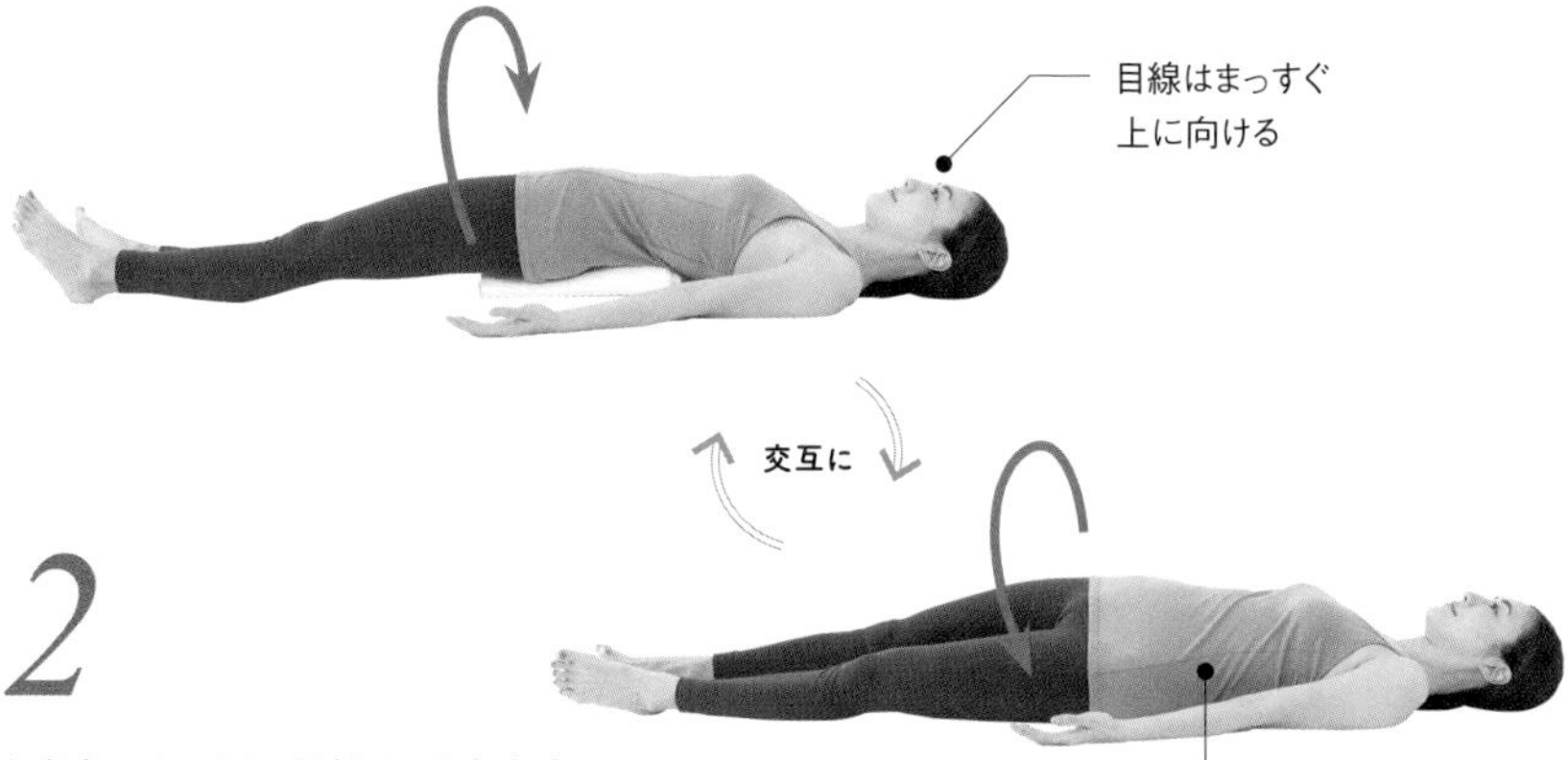

目線はまっすぐ
上に向ける

2

上半身はそのまま、骨盤だけを左右交互にゆっくりと傾けて仙骨をほぐしていく。ストレッチ後、起き上がるときは、寝返りをうつように体を横に向けてから起き上がる。

肩が浮かないよう
に上半身は固定
して

願望 6

背中のハリを和らげたい

就寝前と起床後に、丸まった姿勢をリセット

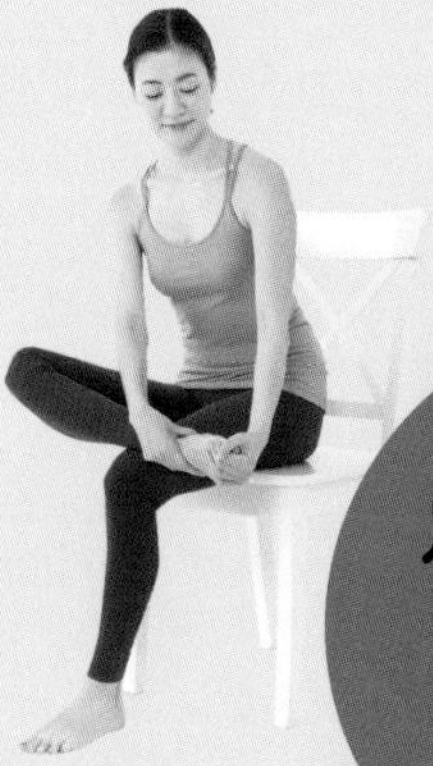

基本の
足首揺らし30秒
+α

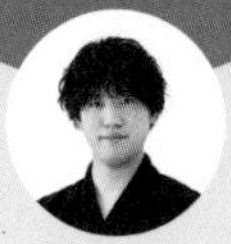

⇓

腹腔呼吸を組み合わせて「肩まわり」をストレッチ

就寝の前後でケアしたいのが背中のハリ。1日の終わりで背中がこわばっていると寝付きの悪さにつながりますし、起床時は横向きやうつぶせといった寝姿勢のせいで背中が丸まりがち。1日のはじまりとおわりに、足指揺らし+小胸筋《しょうきょうきん》のストレッチを行い、本来の正しい姿勢にリセットしましょう。小胸筋がゆるむと肩の位置が戻り、胸が開きます。すると深い呼吸ができ、リラックスでき、代謝アップにもつながります。

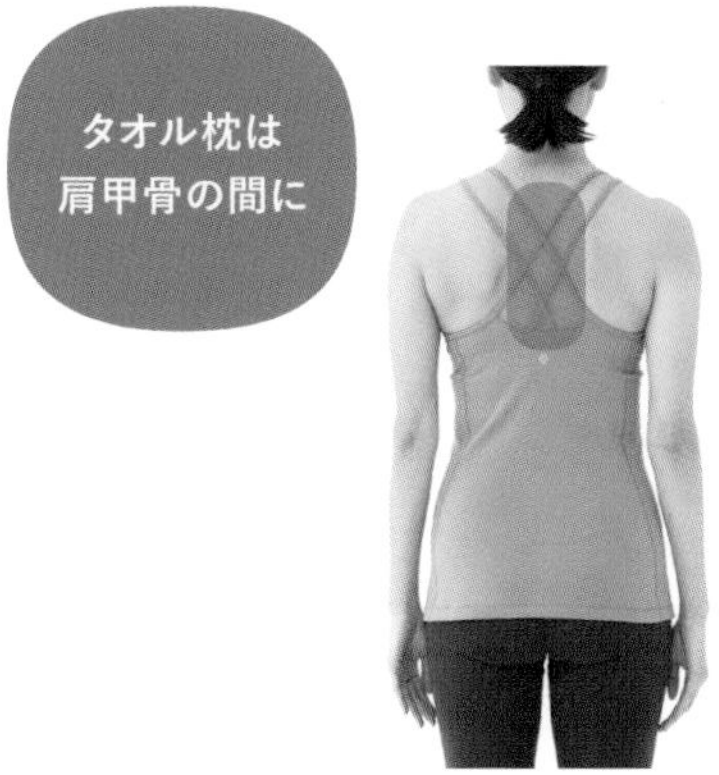
タオル枕は
肩甲骨の間に

タオル枕(大)を使用します

後頭部の下あたりから肩甲骨の間の位置にタオル枕を当てます。タオル枕は微調整しながら、体に当ててください。

目安は 3分

1

両手で体を支えながら、タオル枕の上にゆっくり上体を倒す。両腕は体の外側に開いて、鼻からゆっくり息を吸って、おなかをふくらませる。お腹に力を入れて3秒間キープ。

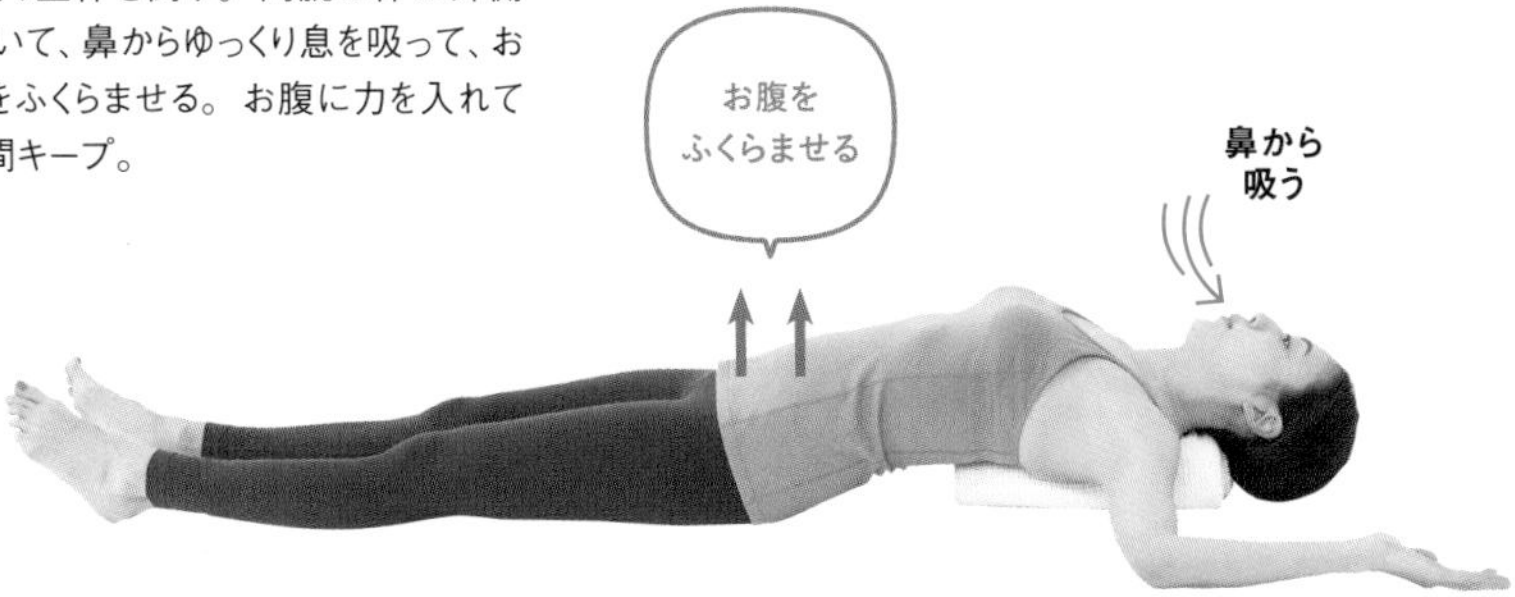
お腹を
ふくらませる
鼻から
吸う

2

口から息をフーッと吐きながら、お腹をへこませる。吐き切るのがポイント。一連の動きにメリハリをつけて行うことで、小胸筋のストレッチ効果が高まります。

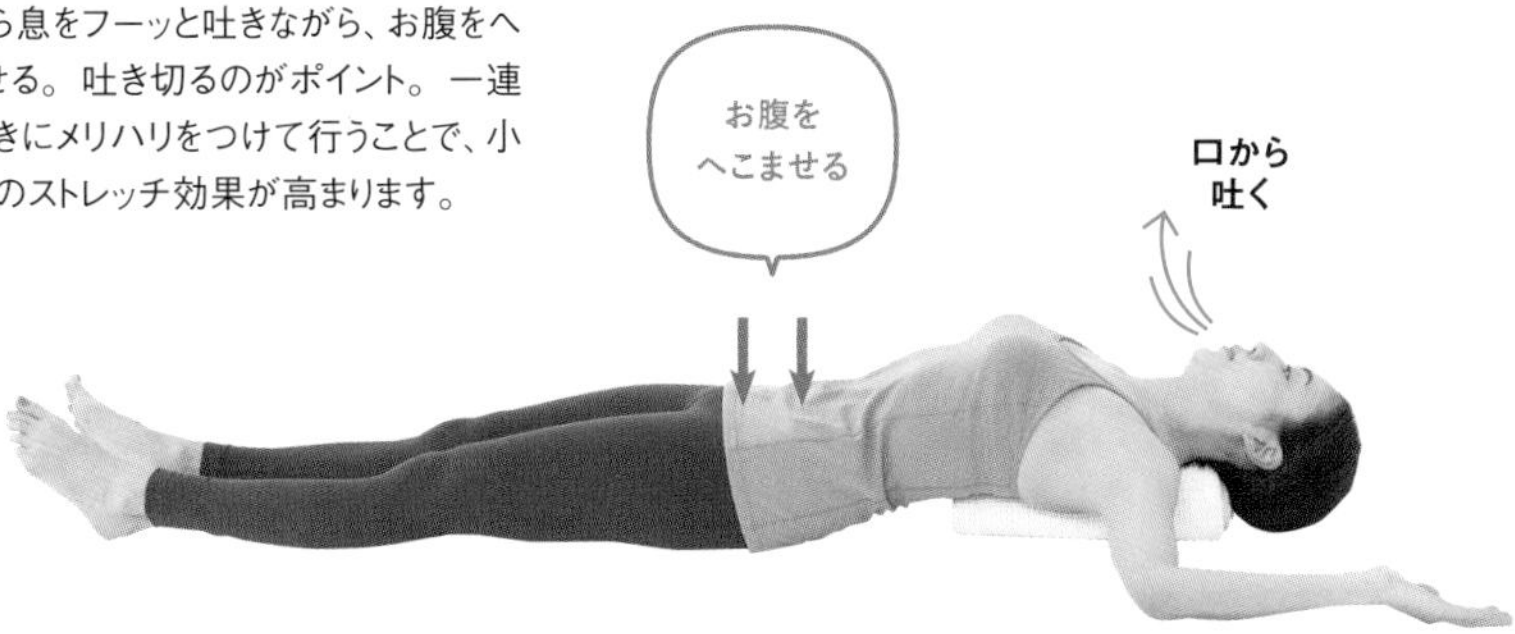
お腹を
へこませる
口から
吐く

願望 7

長時間スタスタ歩きたい

ひざを気にせず歩けるように

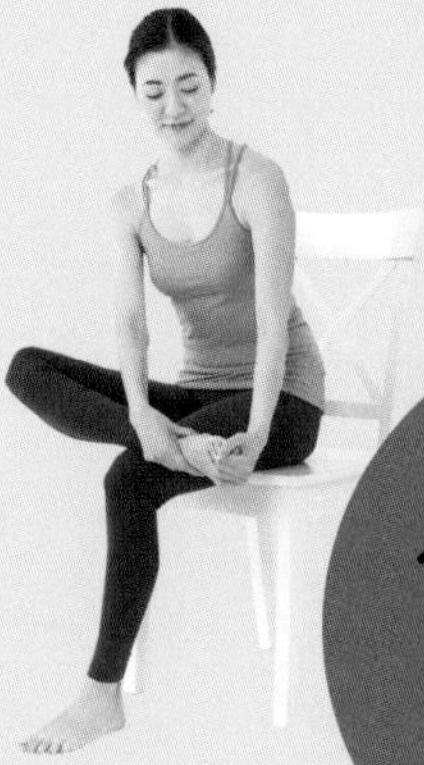

基本の
足首揺らし
30秒
+α

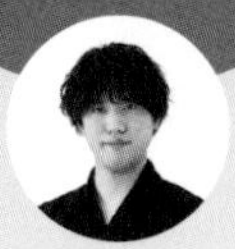

⇓

「太もも裏」を鍛えて、ひざをサポート

ハムストリングスとは太ももの裏側にあり、股関節からひざ関節を結ぶ筋肉。ひざの曲げ伸ばしや、股関節をスムーズに動かす機能があります。また、ダッシュするときなどアクセルの機能も果たしているので〝瞬発力の要〟でもあり、若々しい動作を生み出します。ハムストリングスで太ももからひざへ、足首揺らしで足先からひざへ。上下からのアプローチでひざをサポートして、歩く力を養いましょう。

1

両手を肩の下の位置につき、両ひざは骨盤の下にくるよう、よつんばいになる。背中が丸まらないように注意。

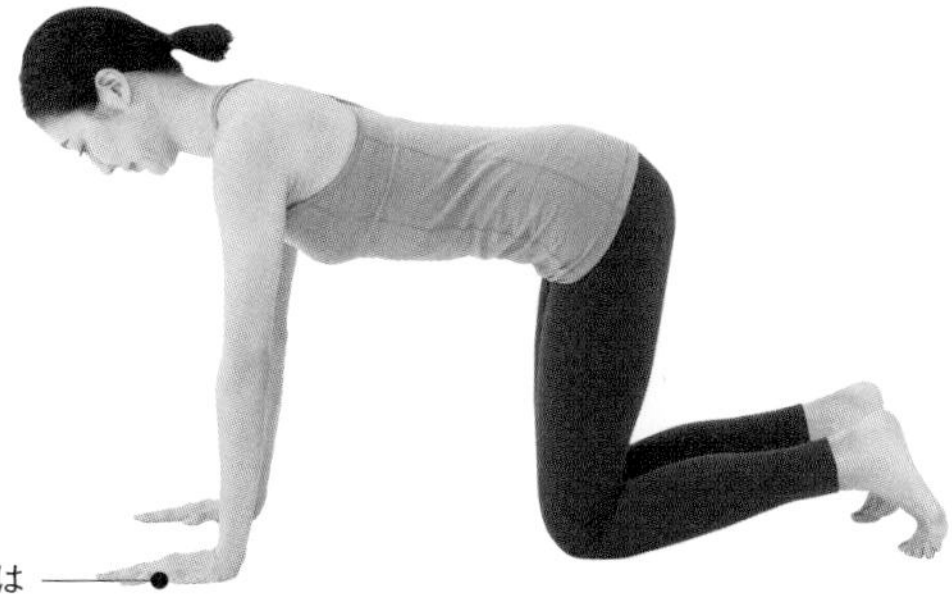
両手、両足は
肩幅を目安に
開く

目安は
片足15回〜

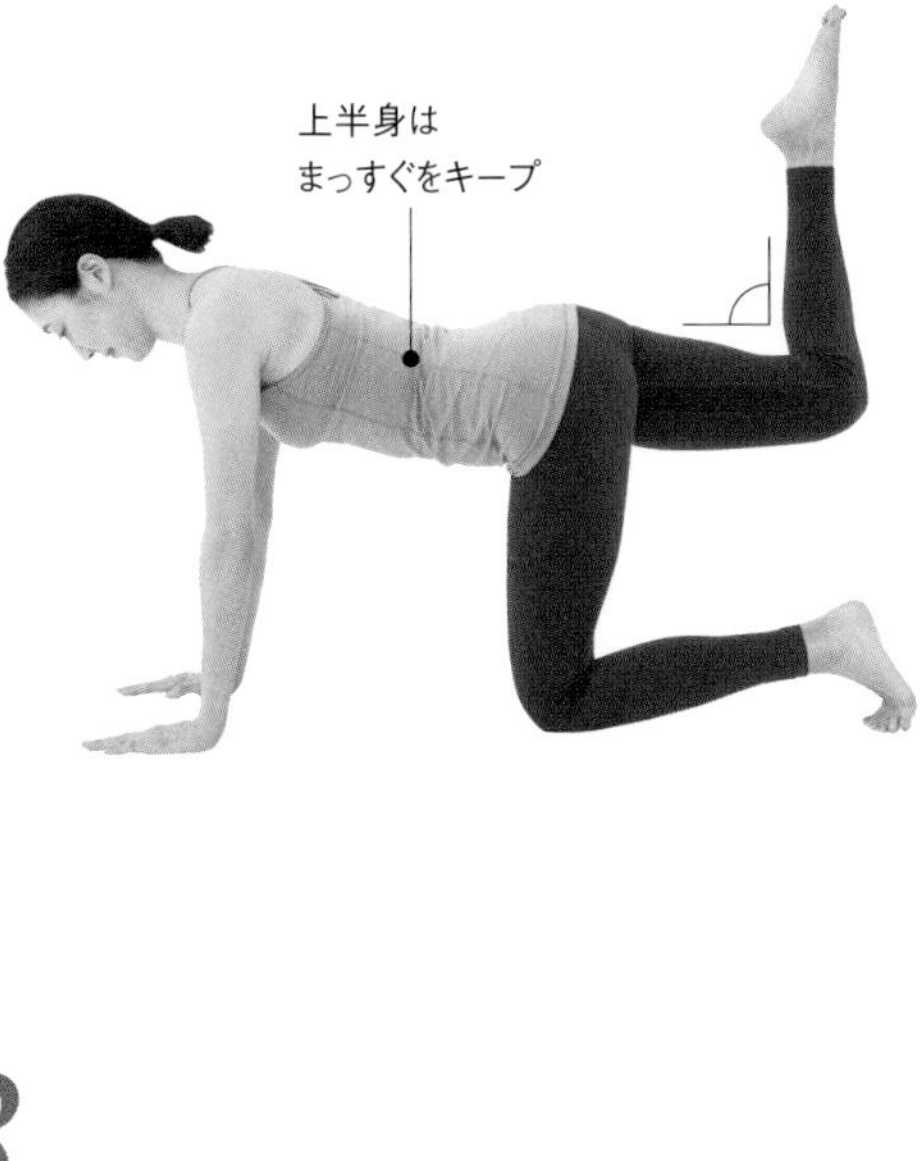
上半身は
まっすぐをキープ

2

股関節を支点に片脚を上げる。ひざを腰の高さまで引き上げて、ひざの角度を90°にキープ。腰がそらないように気をつける。

3

2の姿勢から、上げた脚のつま先を天井に向かって持ち上げる。まっすぐ上に突き上げるイメージで15回繰り返す。

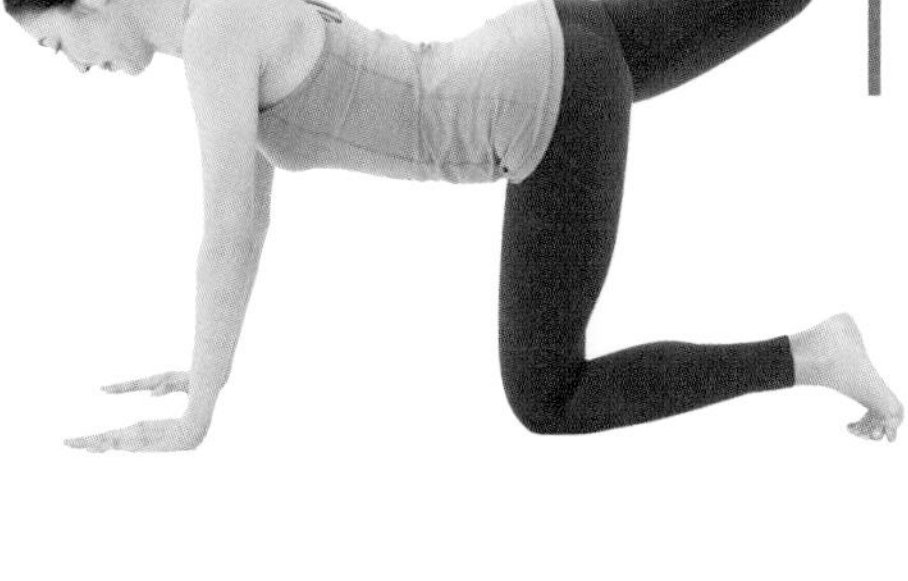
つま先を天井に
まっすぐ上げる

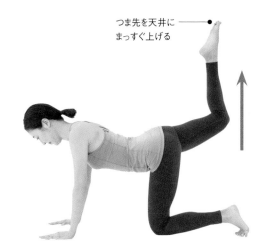

願望 8

足先を温めたい

ダイエットの大敵・足先の冷えを改善

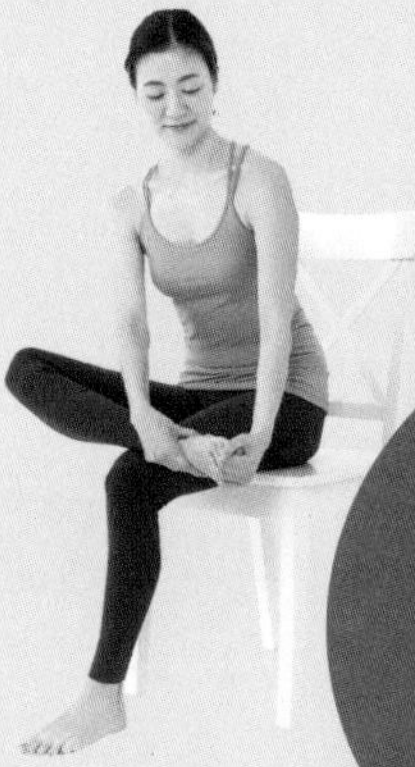

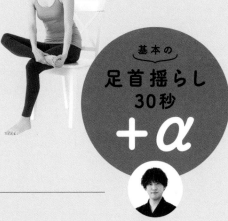

基本の

足首揺らし 30秒

+α

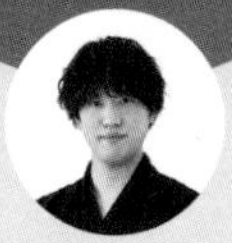

⇓

「ふくらはぎ」を刺激して、足先の血流を高める

ふくらはぎの最も深層にある後脛骨筋《こうけいこつきん》は、足首を伸ばしたり、つま先立ちをするときに働く筋肉です。ひざの裏からふくらはぎを通り、足の裏の土踏まずまでつながっていることから、この筋肉をしっかり動かすことでひざ下から足先の血流をアップ。よりダイエット向きの体に。柔軟性を高めるためにも、足首揺らしで足首を正しい位置に調整し、つま先立ちでもぐらつかないような準備が必要です。

目安は
1分

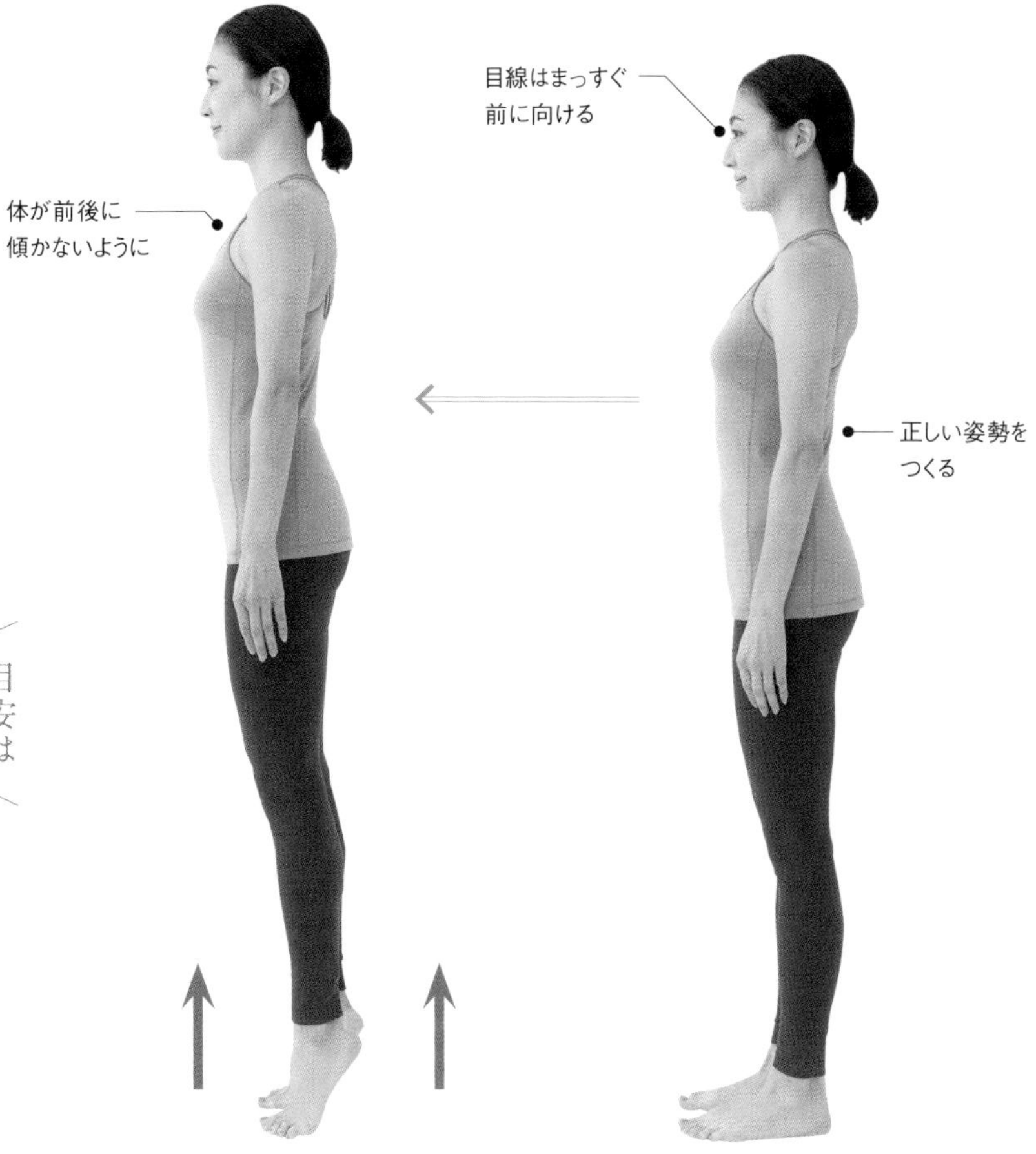
目線はまっすぐ
前に向ける
正しい姿勢を
つくる
体が前後に
傾かないように

1

足首揺らしをしてから、姿勢を整えて、足裏でしっかり重心を捉えて立つ。体がグラつく人は壁際に立って、手で体を支えながら行う。

2

左右10本の足指にバランスよく体重を乗せて、つま先立ちをする。5秒ほどキープしてからかかとを下ろす。かかとの上げ下げを1分間繰り返す。

願望 9

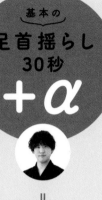

スムーズに動き出したい

立ち上がる、かがむ、が苦にならない

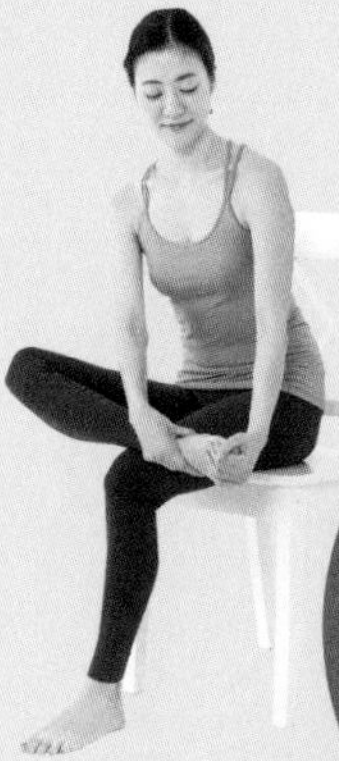

基本の
足首揺らし
30秒
+α

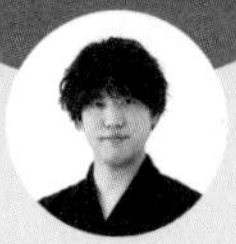

⇓

上半身と下半身をつなぐ「腰まわり」をストレッチ

腸腰筋《ちょうようきん》とは、大腰筋《だいようきん》や小腰筋《しょうようきん》、腸骨筋《ちょうこつきん》の総称のこと。背骨から股関節、背骨から骨盤、骨盤から股関節といったように、まさに〝上半身と下半身をつなぐ〟役割を担っています。体にかかる重力に抗う筋肉でもあって、体幹を支えたり、体のバランスをとる働きも。腸腰筋がよく伸び縮みすると、日常生活のすべての動作にいい影響を与え、当然痩せやすくなります。足首揺らしで姿勢を改善してから行うのがおすすめです。

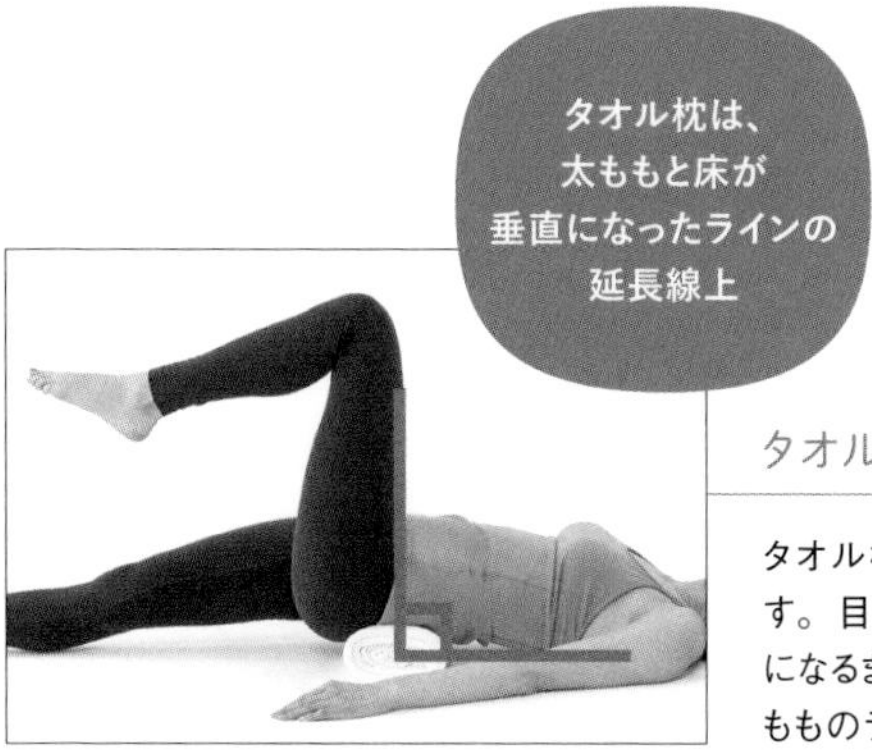
タオル枕は、
太ももと床が
垂直になったラインの
延長線上

タオル枕(大)を使用します

タオル枕は骨盤の下に当てます。目安は、太ももを床と垂直になるまで持ち上げたときに、太もものラインの真下に、枕の中心がくるように。

1

タオル枕を骨盤に当てて、ゆっくり上体を倒していき、あおむけになる。お腹やそけい部が気持ちよく伸びるのを感じて。腰に違和感がある場合は、枕の高さを調整して。

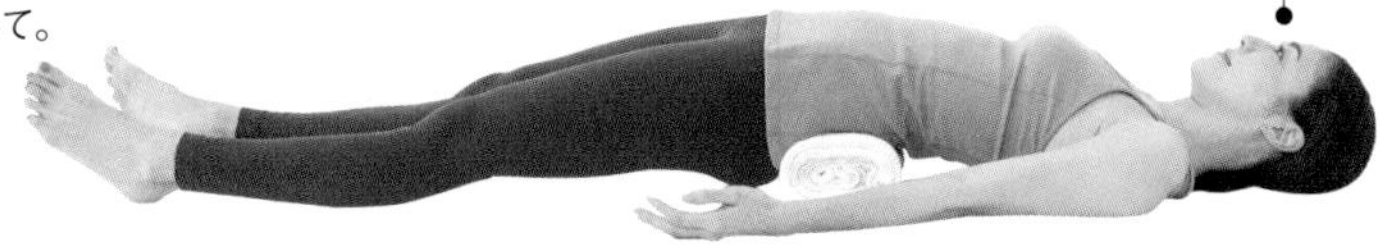
目線はまっすぐ
上に向ける

目安は 3分

2

息を吐きながら、両手と両足をできるだけ遠くに伸ばして、体の前面をじっくりストレッチ。手は小指同士を、足は親指同士を重ねるとより効果が高まる。

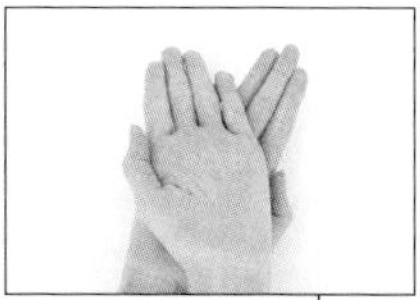
手は左右の
小指を重ねる

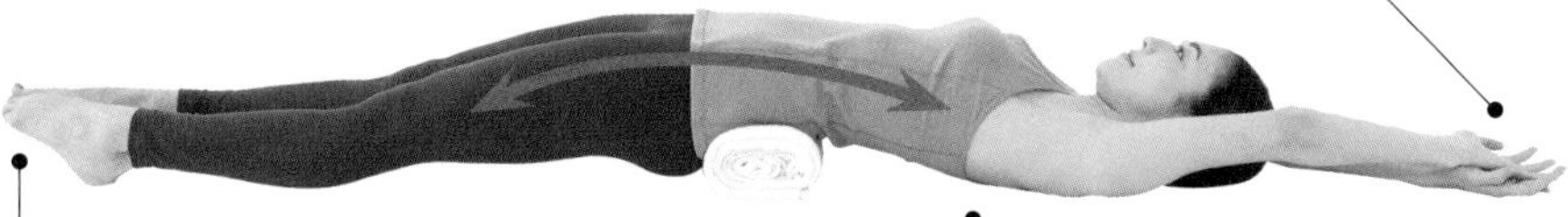
骨盤まわりを
しっかり伸ばすイメージ

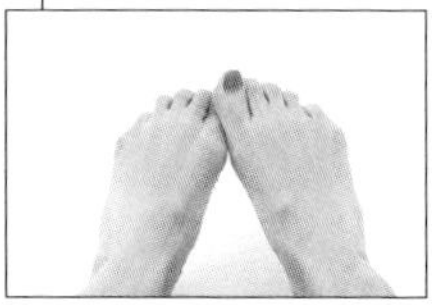
足は左右の
親指を重ねる

願望 10

ぐっすり眠りたい

寝付きの悪さや、浅い眠りを解消

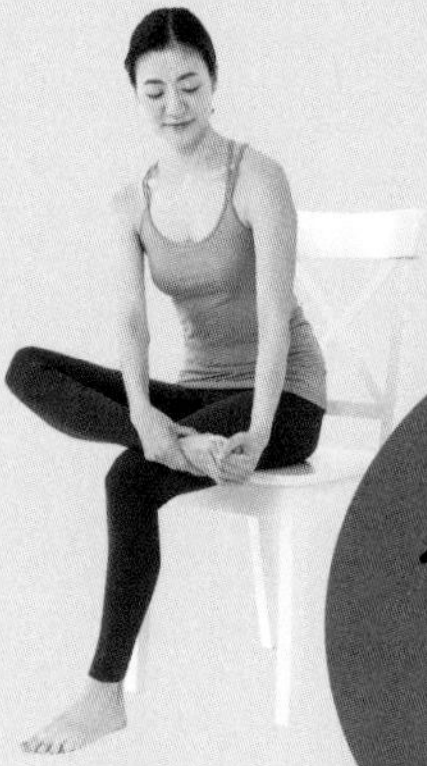

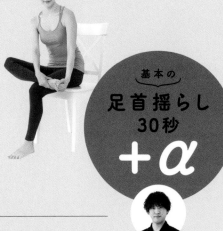

基本の
足首揺らし
30秒
+α

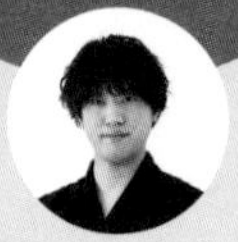

⇓

「首の後ろ」のストレッチでリラックスを促す

スマホ操作でのうつむき姿勢や長時間のパソコン作業で酷使されるのが後頭《こうとう》下《か》筋群《きんぐん》。頭蓋骨と首の骨をつなぐ筋肉で、この筋肉が凝り固まると、自律神経に影響して、リラックスを司る副交感神経の動きが低下するといわれています。体の土台である足首を揺らして、骨盤や背骨、そして首や頭の位置を本来あるべき場所に戻しながら、後頭下筋群をストレッチすることでストレスなく眠れる、ダイエット向きの体を目指しましょう。

目安は
60秒

後頭部のくぼみで
両手を組む

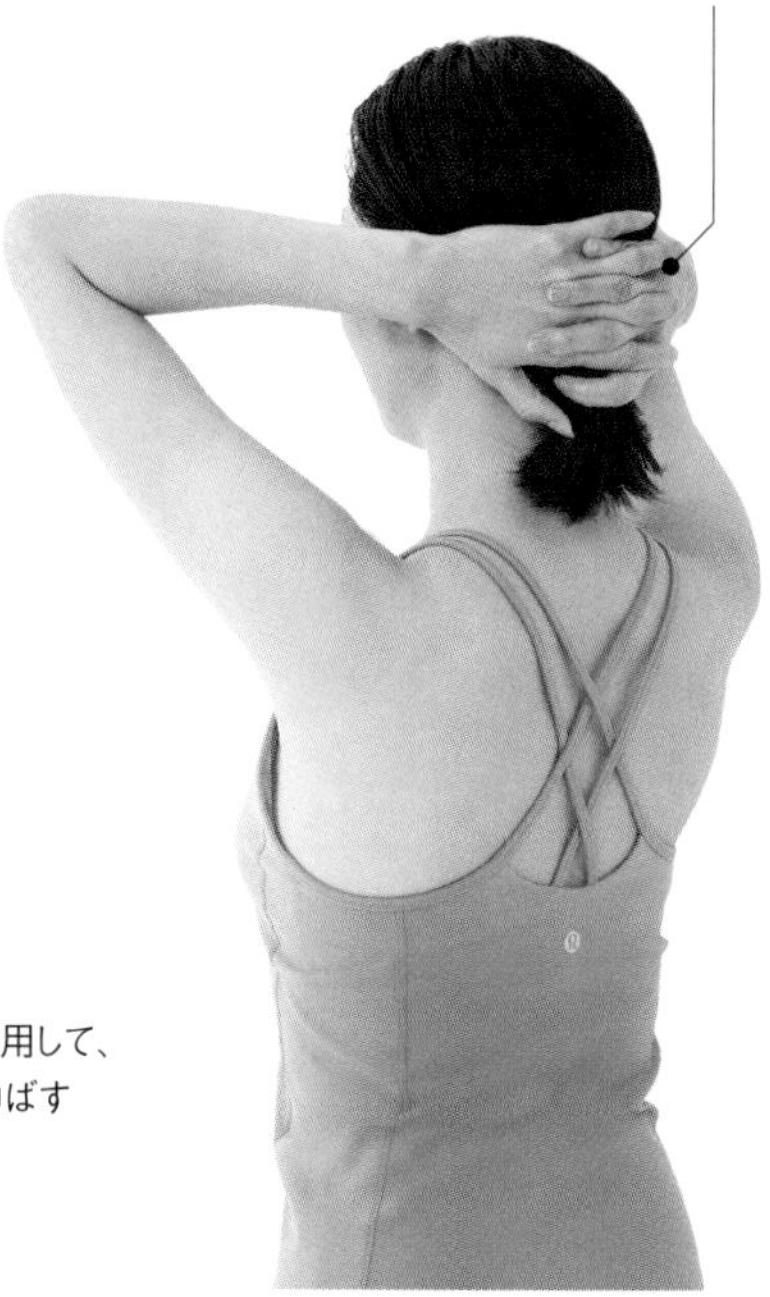

1

両手を後頭部のくぼみあたりで組む。
背筋を伸ばし、鼻から息を吸い込む。

腕の重さを利用して、
首の後ろを伸ばす

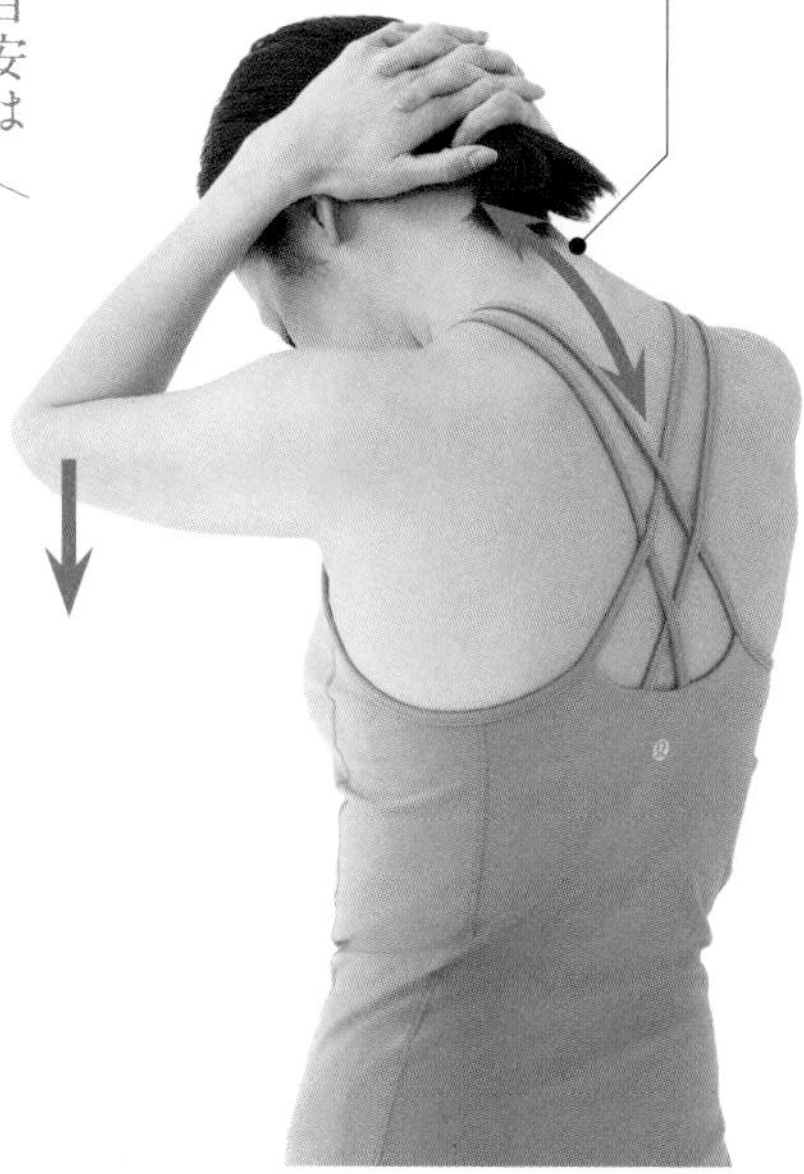

2

口から息を吐きながら、腕の自重を使ってゆっくりと首を前に倒していく。そのまま、息を止めずに自然な呼吸を繰り返して60秒。

できることだけ
マネして
不調を解消！

4章
整体師の痩せる健康習慣

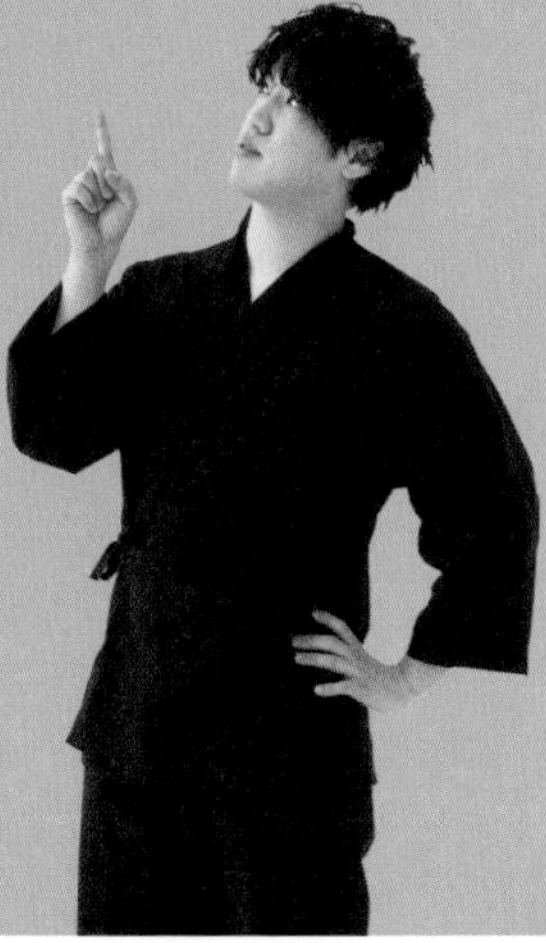

朝のこだわり

10分あれば
できる!

☑ カーテンを開けて朝日を浴びる

起きたら一番に朝日を浴びます。人間は目覚めたときに明るい光が目に入ることによって、脳からの指令で体内時計のズレがリセット。睡眠から覚醒へと切り替えるスイッチにも最適です。

☑ うがいの後に水をコップ一杯

朝、コップ一杯の水を飲むと1時間後の脳のパフォーマンスが上がるという研究結果があり、朝から集中して仕事に取り組みやすくなった実感があります。水は冷たくても常温でもOK。

☑ サプリを飲む

普段摂取しているのは、オメガ3をはじめ、ビタミンA、C、E。後はマルチミネラルとビタミンB群。特にオメガ3は基礎代謝を上げるほか、集中力アップなど脳細胞の働きにも好影響。

☑ "4分運動"を取り入れる

起きてすぐに運動するメリットは、体を動かすことで交感神経が刺激され、血流が上がることにあります。1日のカロリー消費量がアップし、また脳の活性化により集中力も高まります。

← やり方は次のページへ

ダイエットにも効果的な 4分運動 をレクチャー

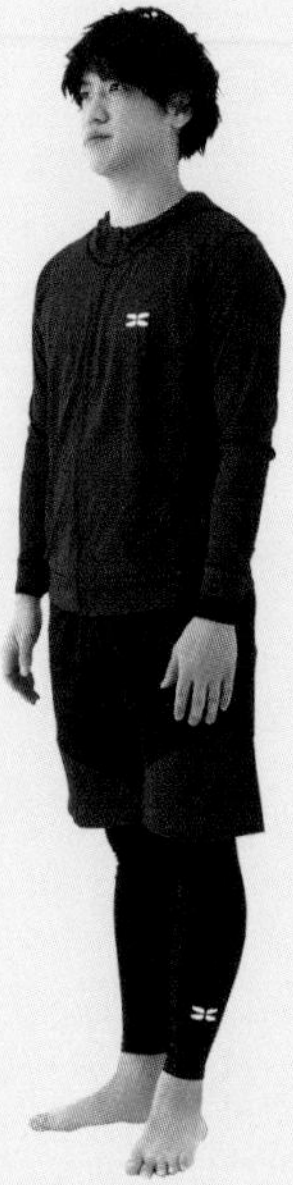

1 軽く足を開き、背筋を伸ばして立つ。腕立て伏せとジャンプが可能なスペースで行う。

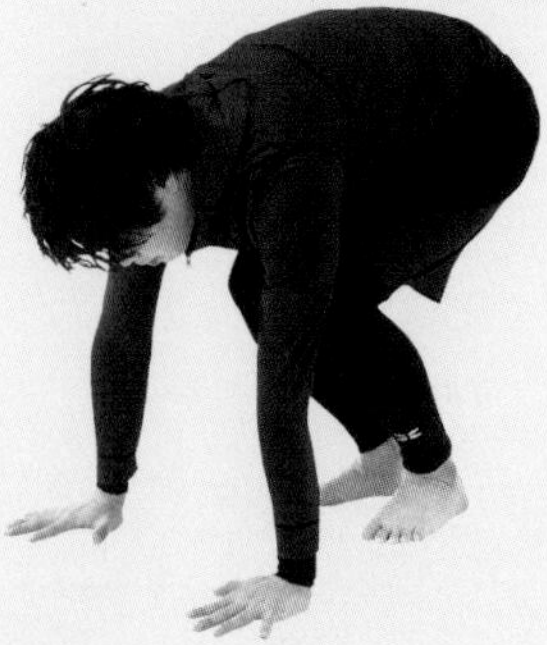

2 しゃがんだ姿勢になり、両手を床につける。

4分運動とは高強度（負荷が高い）運動と休憩を、短いスパンで交互に繰り返すトレーニング。僕は、上の1～4のバーピージャンプを20秒繰り返して、そのあと10秒休憩を1セットとして、4分間続けています。

ダイエットやアンチエイジングなどに作用するミトコンドリアの量を増やし、質を改善する最新の運動法です。「筋トレ」と「有酸素運動」の効果を同時に得られるので、脂肪を燃焼しながら筋肉量もアップ。ミトコンドリアは年齢とともに減少、低下していくのでぜひ取り入れてみてください。

この運動の前に、足首揺らしを取り入れると動きやすさの違いを実感できます。

*1*に戻る

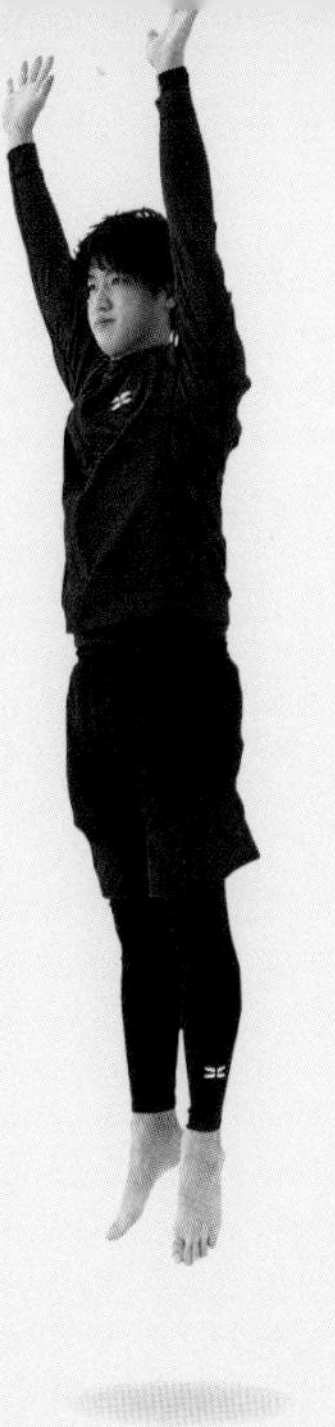

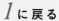

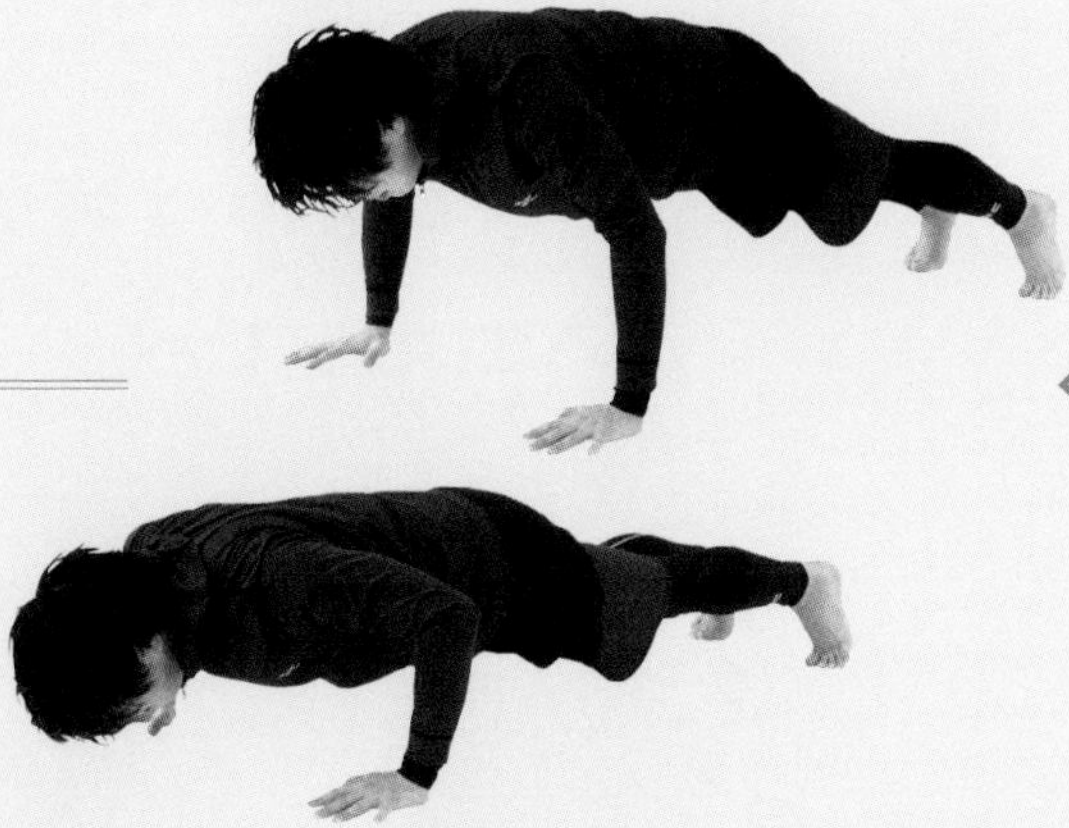

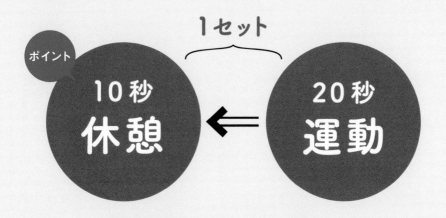

3 両手を床につけたら、腕立ての体勢に。腕立てを1回する。

4 足を一気に引き戻して、起き上がってジャンプ。また1へ戻る。

ポイント

1セット

20秒 運動 → 10秒 休憩

1セット30秒を4分間繰り返すだけ！

食事のこだわり

ひと工夫で
結果が出る!

☑ 好きなものは我慢せず、いつだってベジファースト

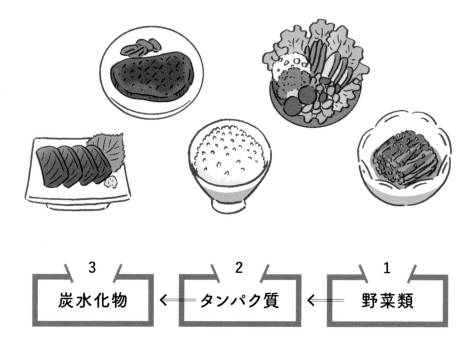

3 炭水化物 ⟸ 2 タンパク質 ⟸ 1 野菜類

食事はサラダやおひたし、味噌汁など食物繊維が豊富な野菜類を最初に食べることで、脂肪吸収を15%カットしてくれる効果があるといわれています。さらに糖質の吸収もコントロールが可能に。その後のタンパク質も、豆腐など植物性のもの、その後に動物性のものがベター。食べる順番を変えるだけで、いつもの食事を変えなくてもカロリーカットができます。

☑ コンビニでもすぐ買える！
小腹がすいたらブルーベリー

ブルーベリーの健康メリット

- 体の“サビ”を取る
- 脳機能を向上させる
- 血糖値をコントロール
- 筋肉の修復を早める
- 腸内環境を整える

普段、小腹がすいたときは1日200gくらいの冷凍もしくは生のブルーベリーをおやつとして摂取しています。ヘルシーなうえに、ブルーベリーに含まれる豊富なポリフェノールは脳疲労を軽減。細胞回復やうつ病が回復するといった実験結果もあります。ビタミンCをはじめとしたビタミン類が豊富なので免疫機能もサポート。コンビニで簡単に手に入るのも助かります。

column

お腹の「ぐぅ〜」を止めるには？

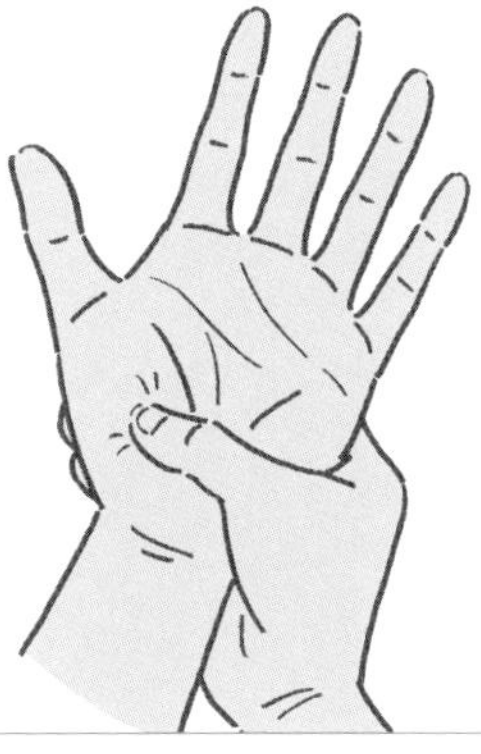

親指の付け根のふっくらしている部分を押したり、揉んだりするとお腹が鳴るのを抑えられる。即効性があるので、ダイエット中に気になったらぜひ試してください。

飲み物のこだわり

飲み物も
賢く選択!

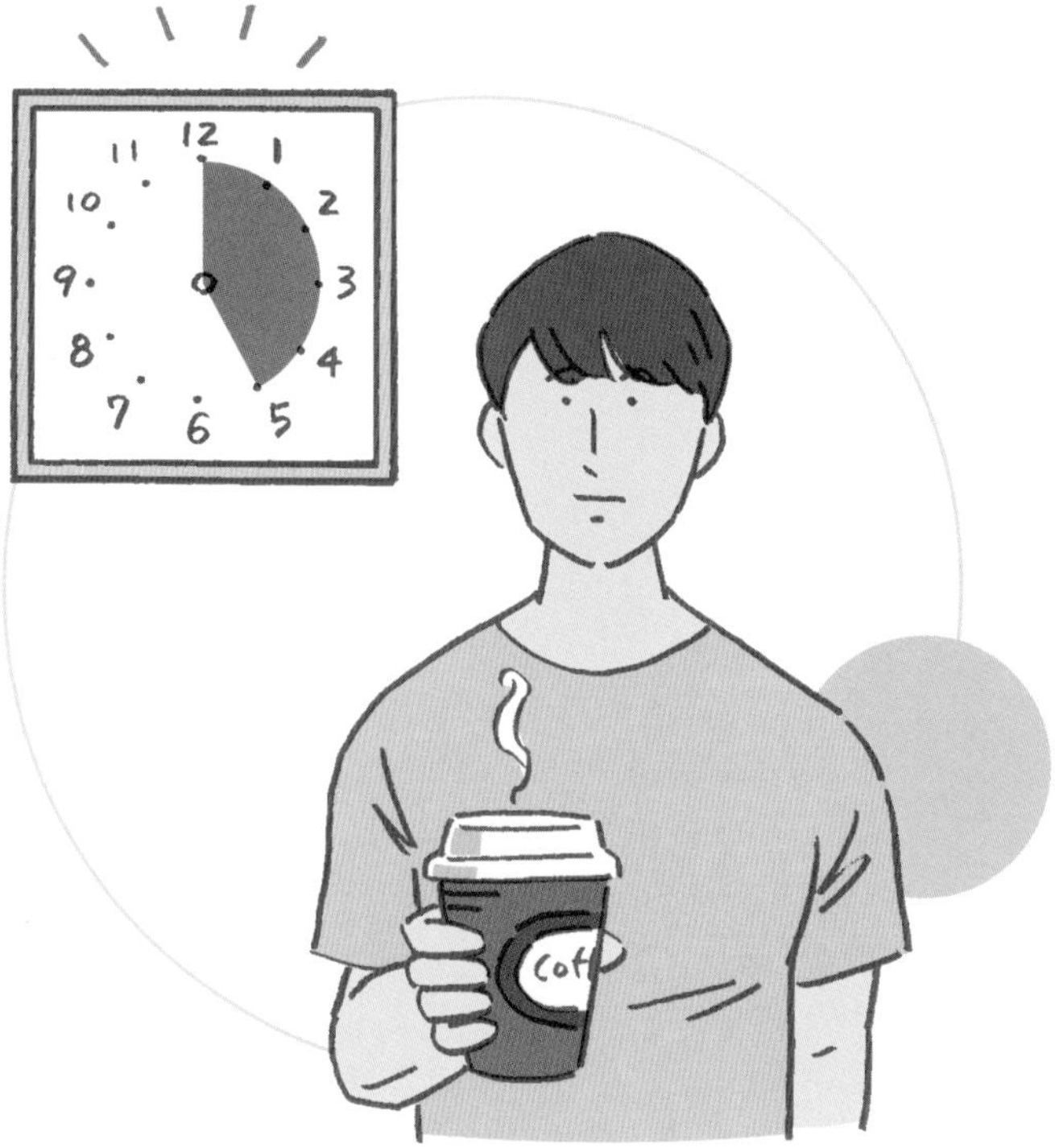

☑ コーヒーを飲むなら昼から夕方まで

朝起きると、人間の脳や体は活性化しようと自然とスイッチが入るようになっています。ところが朝イチでコーヒーを飲んでしまうと、コーヒーのカフェインの作用で活性化。無理のないダイエットのためにも、人間が本来持っている機能を使わない手はありません。また、カフェインは睡眠の妨げになるので、飲むなら夕方５時くらいまでを目安に。つまりコーヒータイムは昼以降夕方までを心がけて。

☑ 炭酸水で消化を促す

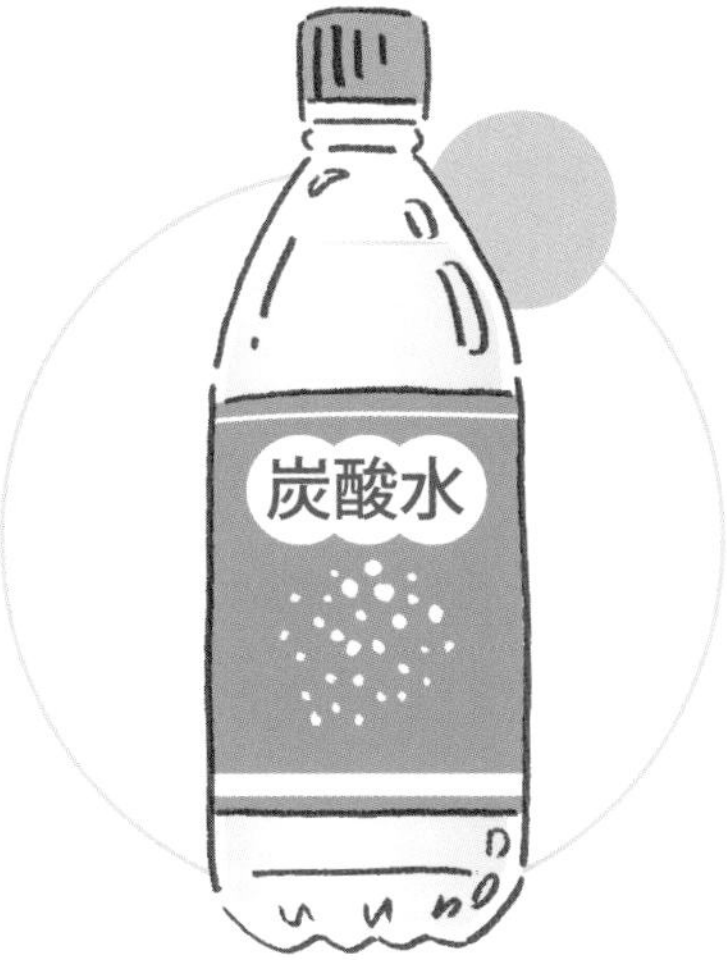

炭酸水を飲むと、二酸化炭素を体内に多く取り込むことで血流がアップします。タンパク質を消化しやすくする働きがあるので、食事のときにおすすめです。交感神経も高まるので、集中したいときにも炭酸水をおともに。

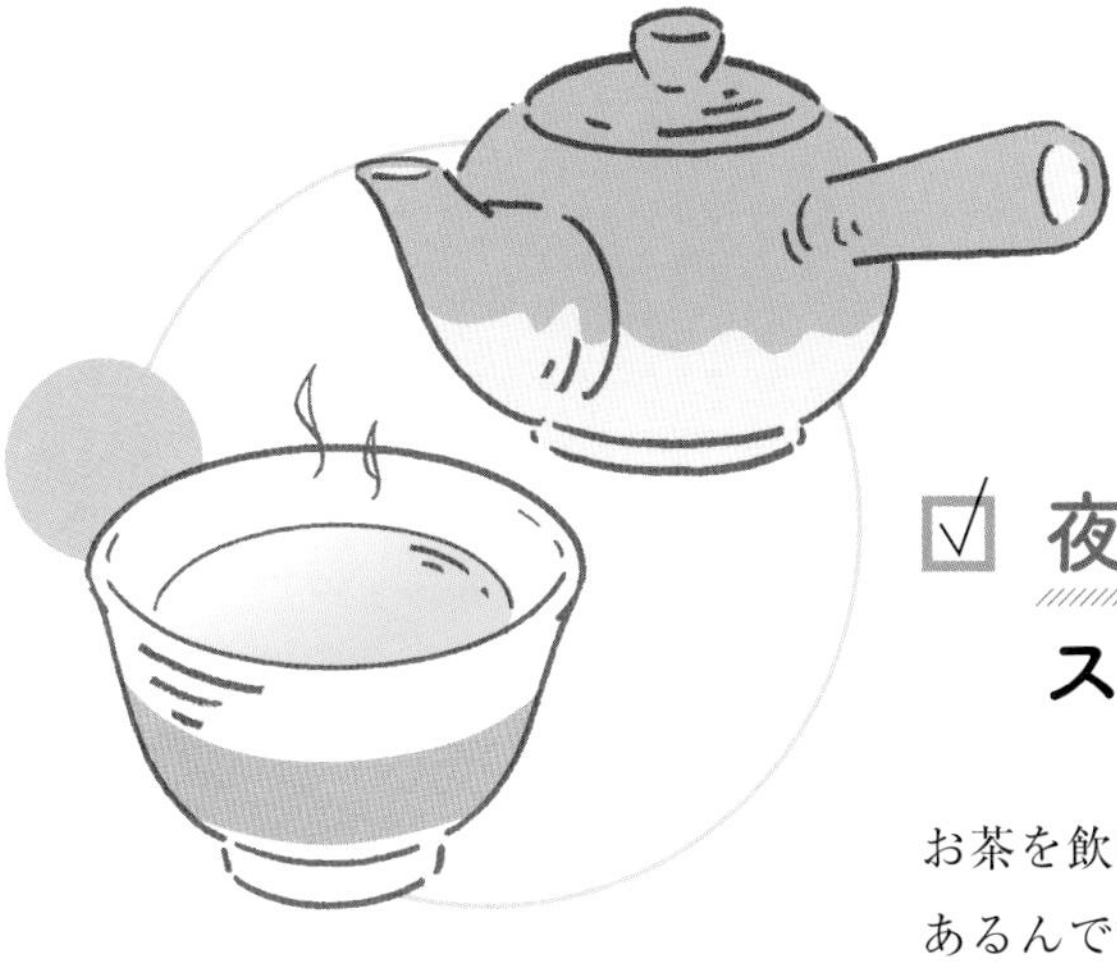

☑ 夜のお茶でスイッチをOFFに

お茶を飲むとホッとするのには理由があるんです。お茶に含まれるテアニンという成分には副交感神経を優位にして、脳波を落ち着かせる働きがあります。リラックスやストレスの軽減はダイエット生活にも必須です。

シューズのこだわり

足の環境を改善しよう

☑ 土踏まずをサポートするスニーカーを選ぶ

僕が愛用しているのはニューバランス996。土踏まずのアーチを支えるインソールが特徴で、はき心地がよくリピート買い。長時間はき続けるほどに運動量や疲労感に大きな差が出ます。

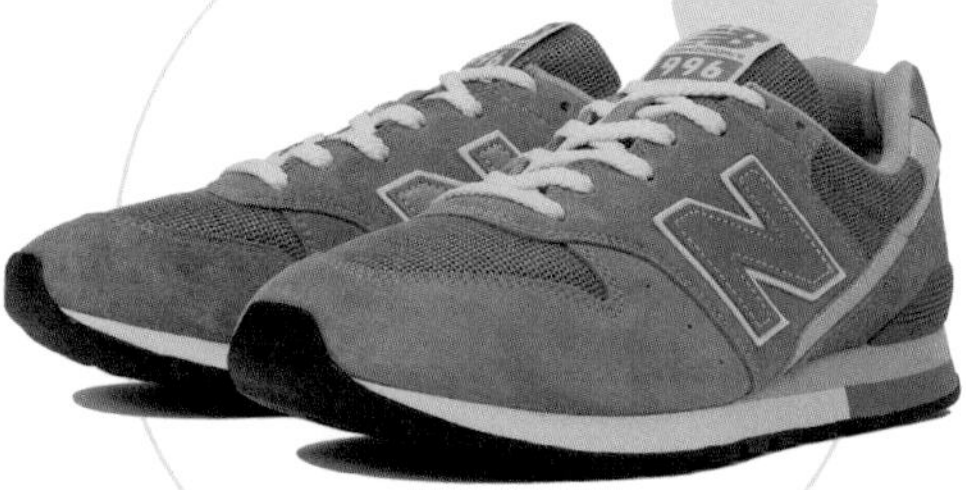

スニーカー CM996 15,180円（税込）／New Balance（ニューバランス ジャパン）

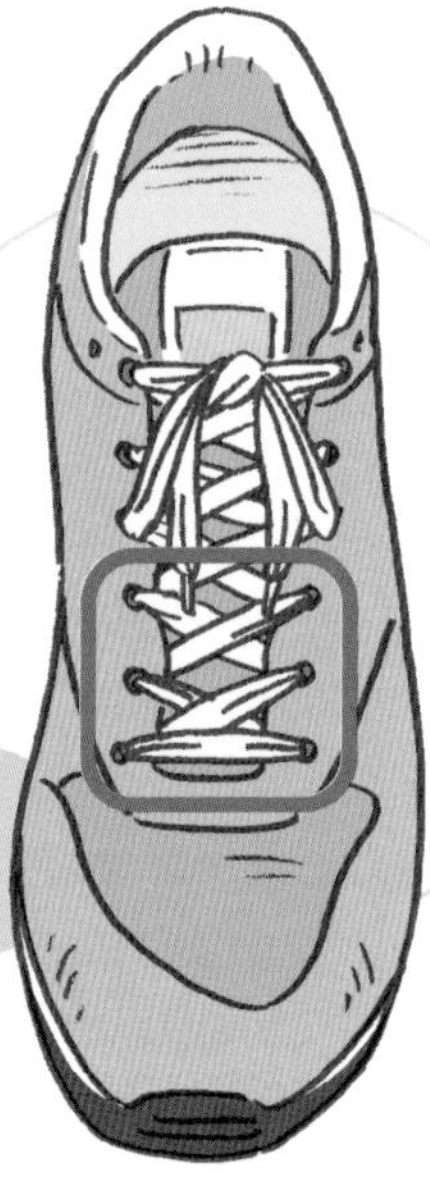

☑ 靴紐をつま先から3ライン目までしっかり結ぶ

つま先から足の甲をフィットさせることで、靴の中で足が動いてしまうのを防ぎます。足指が前にずれたり、丸まらないので、歩行時の蹴り出しもスムーズになります。

☑ サンダルをはくなら 足首を固定できるスポーツサンダル

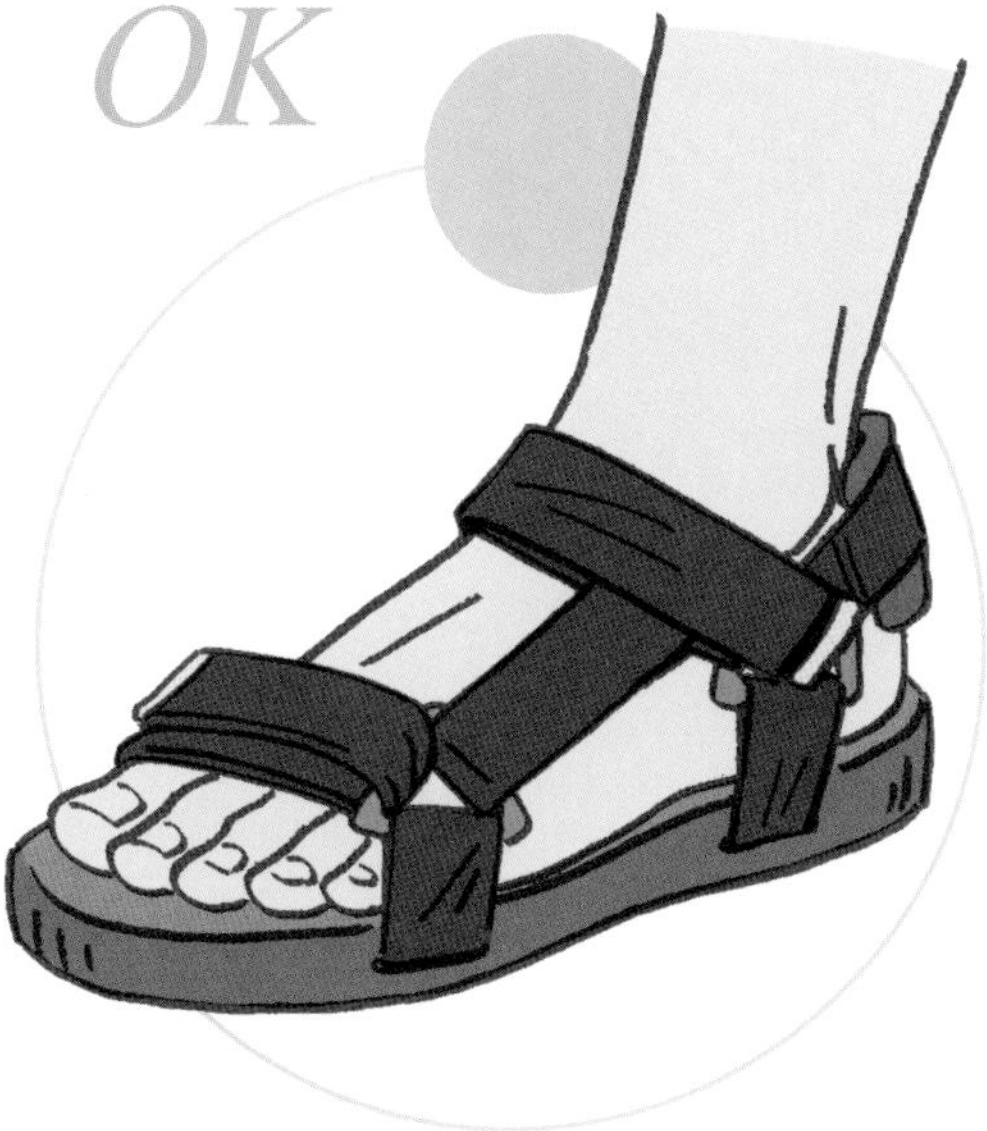

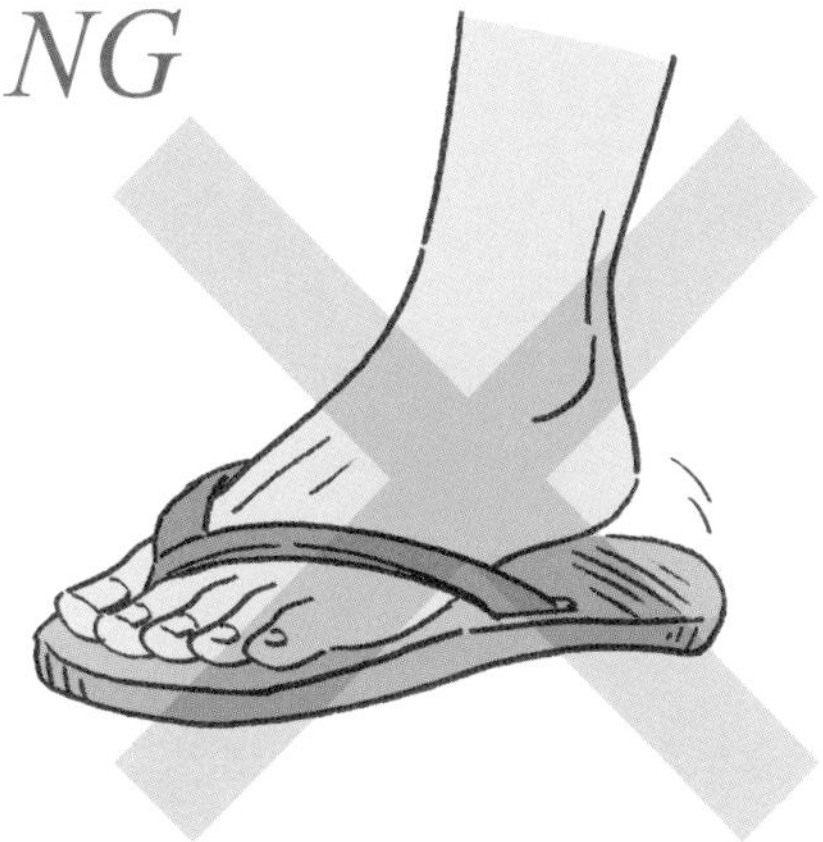

ビーチサンダルのようにかかとがパカパカするサンダルは、指先を上にあげて歩くことになり、重心がかかとに偏って、「浮き指」（足指が地面についてない状態）を招く危険大。サンダルで長時間歩く際は、足首が固定されたスポーツサンダルを選びましょう。

椅子のこだわり

選び方次第で
体が変化する

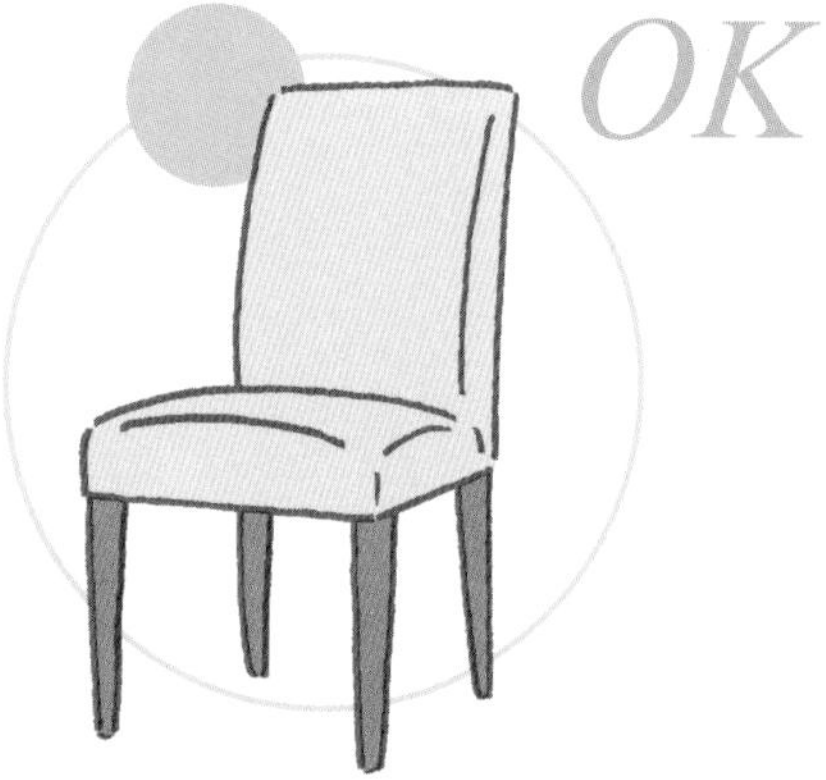

☑ レストランやカフェでは 背もたれ椅子の 座席を選ぶ

長時間座り続けるときほど背もたれ椅子を選んでください。背もたれが背骨を支えてくれるので、上半身に無駄な力が体に入りにくくなります。骨盤を立てて座ることを意識して。

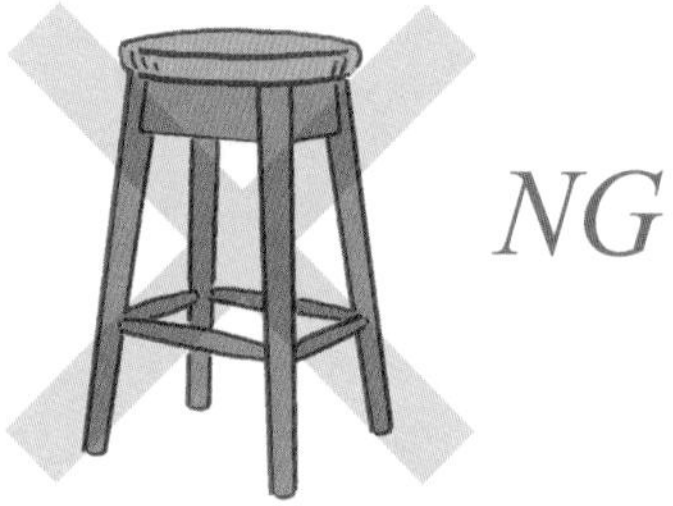

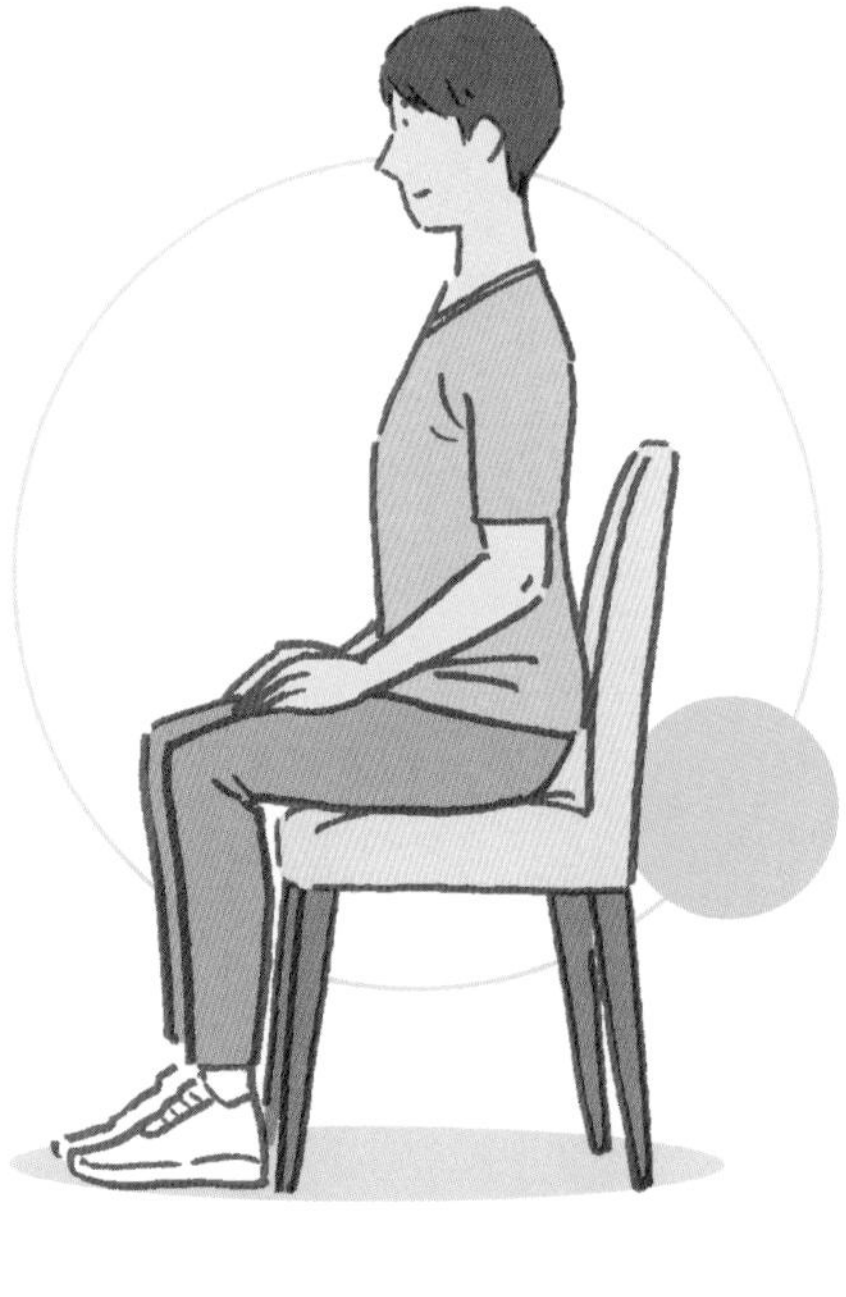

☑ 座面の高さは 足裏がぴったり 床につくのが目安

座ったときに、足裏が床についているかチェック。ひざから下の体重がかかとに乗り、太ももとふくらはぎが90°になるのが適切な高さ。姿勢が安定すると集中力も上がります。

座り方のこだわり

疲れにくい
体につながる

☑ 脚は絶対に組まない

バランスを取るために片方で足を組んだら、逆に組み替えればいいと思われがちですが間違い。骨盤のゆがみはダイエットに悪影響。背骨や首、顔のゆがみにもつながります。

☑ お座敷ではあぐらで座る

正しい座り方とは、骨盤が水平になり、真っ直ぐ立っていること。姿勢のためには、あぐらがベターですが、マナー上難しい場合は正座に。よく見かける女性の横座りは骨盤のねじれにつながるので、避けましょう。

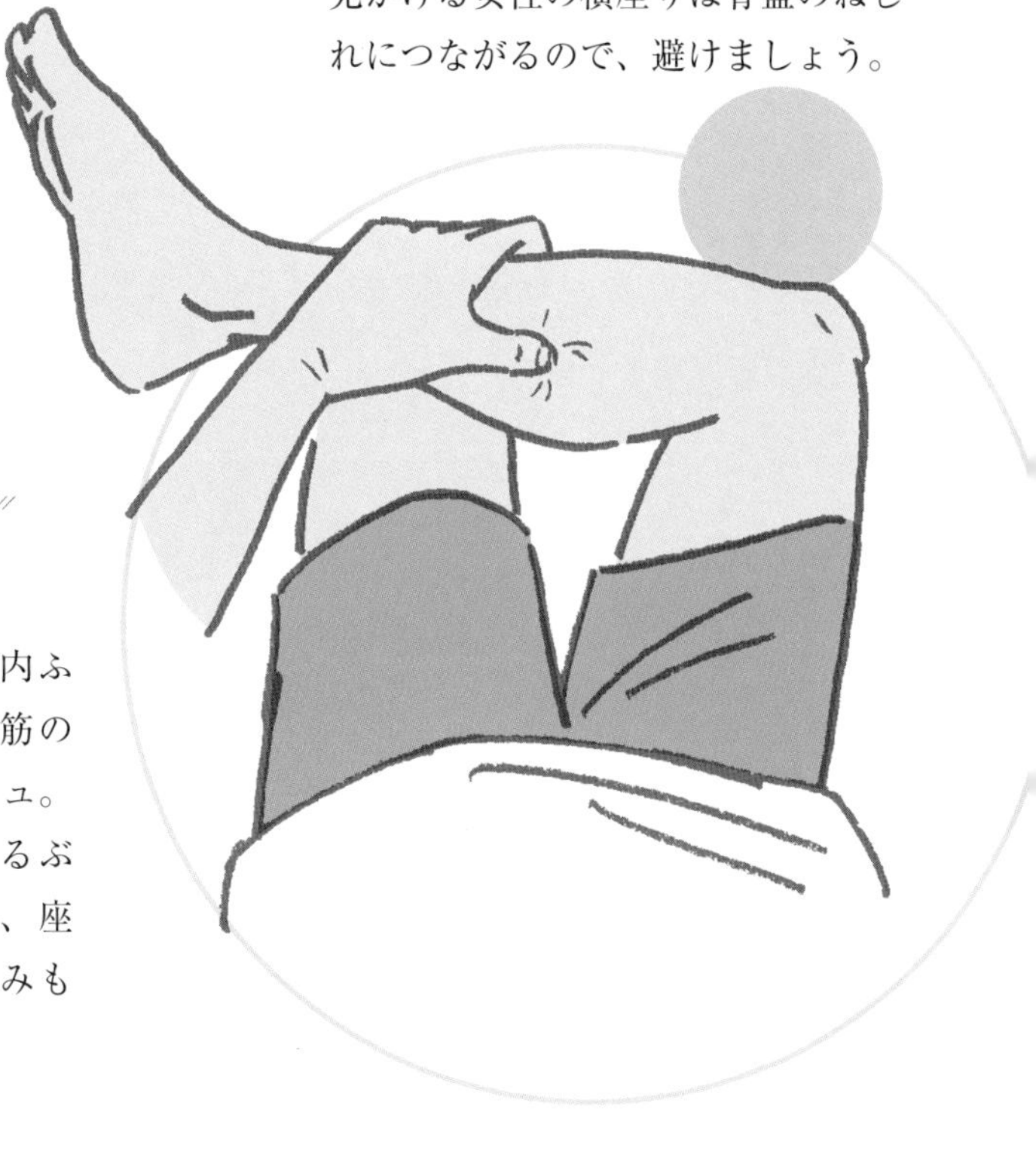

☑ 座りながらふくらはぎをほぐす

デスクワーク中など、内ふくらはぎにある後脛骨筋のキワを指の腹でプッシュ。骨のキワに沿って、くるぶしまでほぐしていくと、座りっぱなしによるむくみもスッキリします。

移動中のこだわり

今日から
すぐに実行!

☑ 電車内では基本立ち。つり革を使わず、体幹をトレーニング

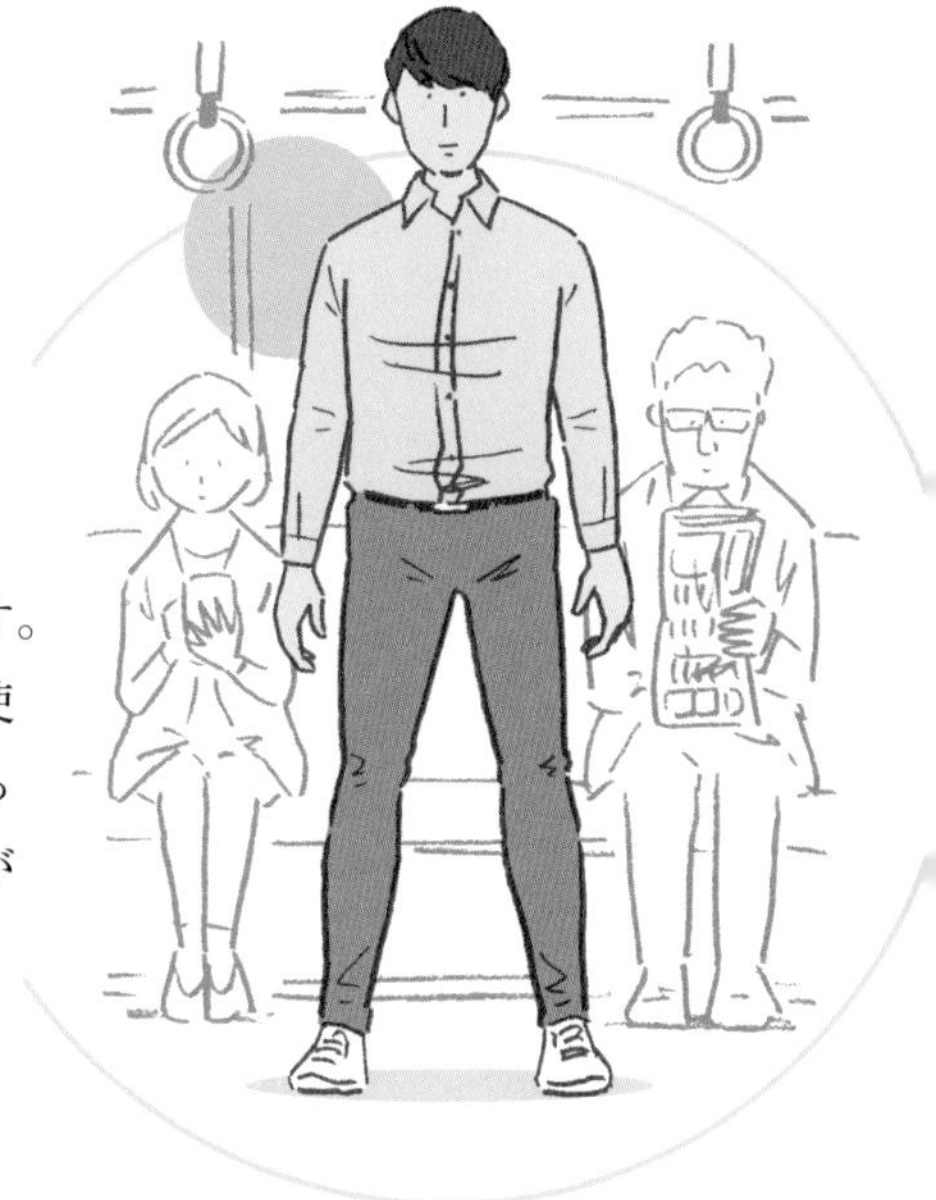

電車では、座らず、軽く足を開いて立ちます。つり革を使うと姿勢に左右差が出るので使用しません。お腹にグッと力を入れて立っていると、電車の揺れに抵抗して、体幹が鍛えられるためカロリーも消費します。

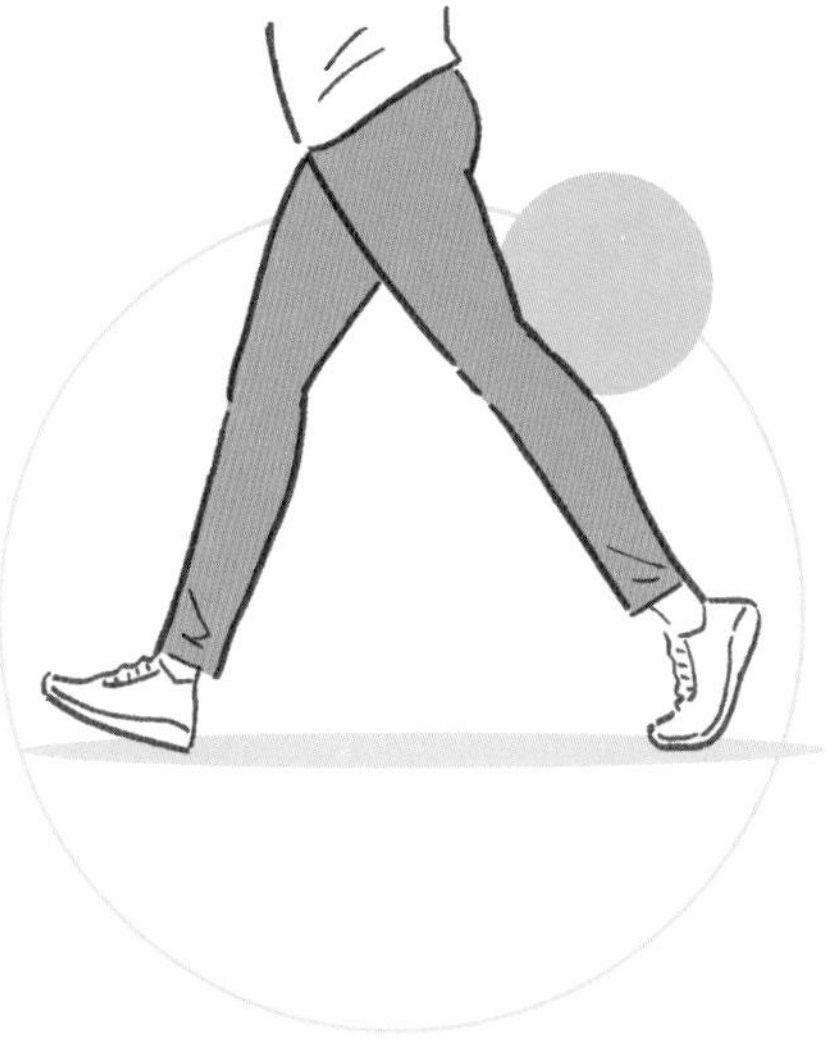

☑ 歩くときは「ひざ裏」を伸ばす

後ろ側のひざ裏を伸ばずと、足先で地面をしっかり蹴り出す動作につながります。さらに、ひざ裏を伸ばして歩くと、自然と歩幅も大きくなるので、股関節を大きく動かせるようになります。

Diet rules

仕事中のこだわり

前屈みは
すべての元凶

☑ デスクワーク中は 小胸筋をほぐして猫背予防

パソコン作業やスマホに集中していると知らずしらず猫背になり、呼吸も浅くなります。肩から肋骨へつながる小胸筋が縮まっているので、イタ気持ちいいくらいの強さでほぐしてあげてください。

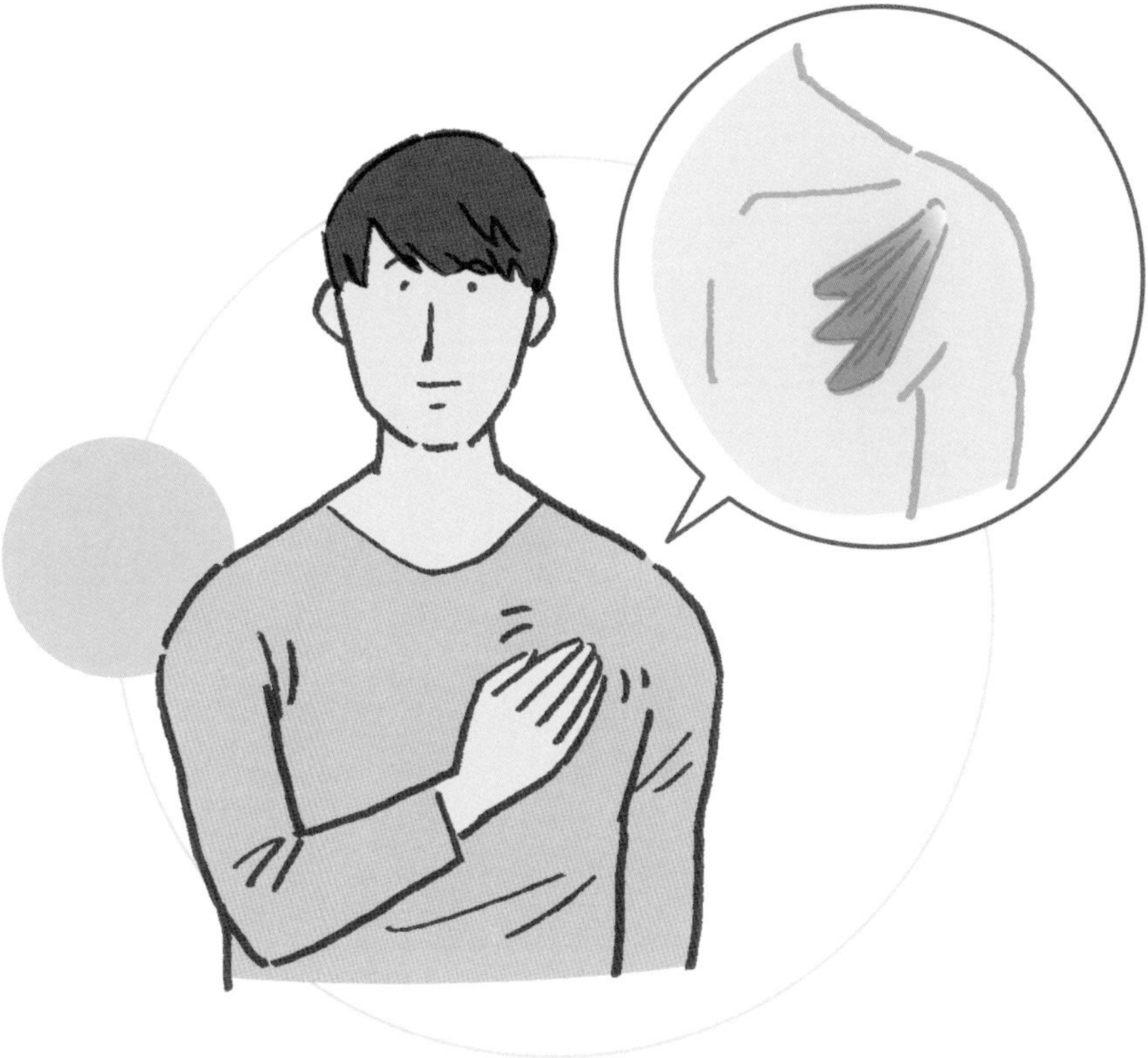

お風呂のこだわり

シャワーを
活用しよう

☑ 朝シャワーは熱め。肩甲骨の間を温める

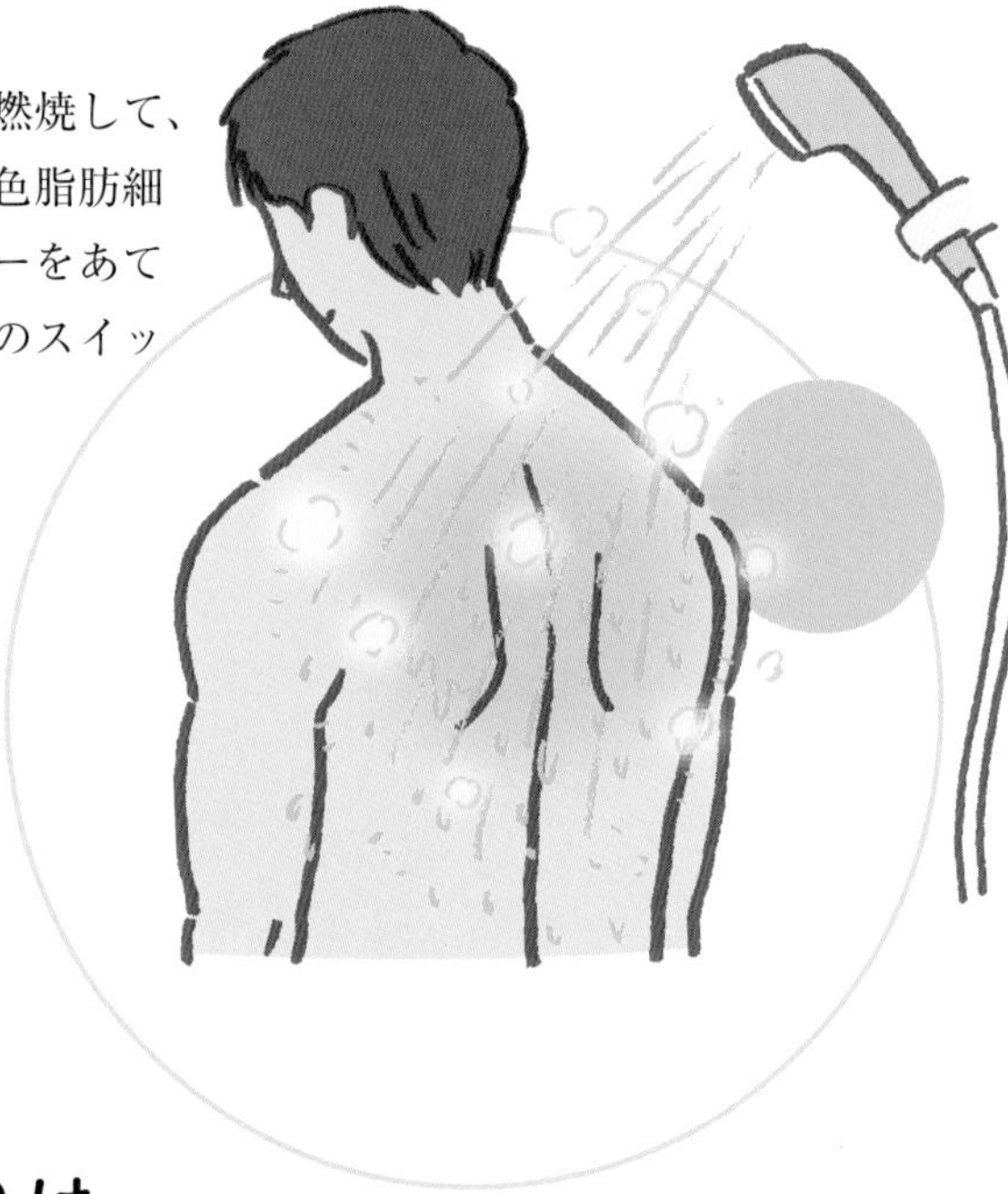

肩甲骨の間には体内の脂肪を燃焼して、熱を作り出す働きを持つ“褐色脂肪細胞”があります。熱いシャワーをあてて刺激することで、脂肪燃焼のスイッチをONにできます。

☑ お風呂上がりは水シャワーで免疫力アップ

冷たいシャワーを浴びると、全身の血管が収縮。すると、血液は内臓をはじめ体を温かい状態に保とうとするので血流が促進。新鮮な酸素や栄養が体に行き届くので免疫力アップにつながります。

寝る時のこだわり

質の高い
睡眠を

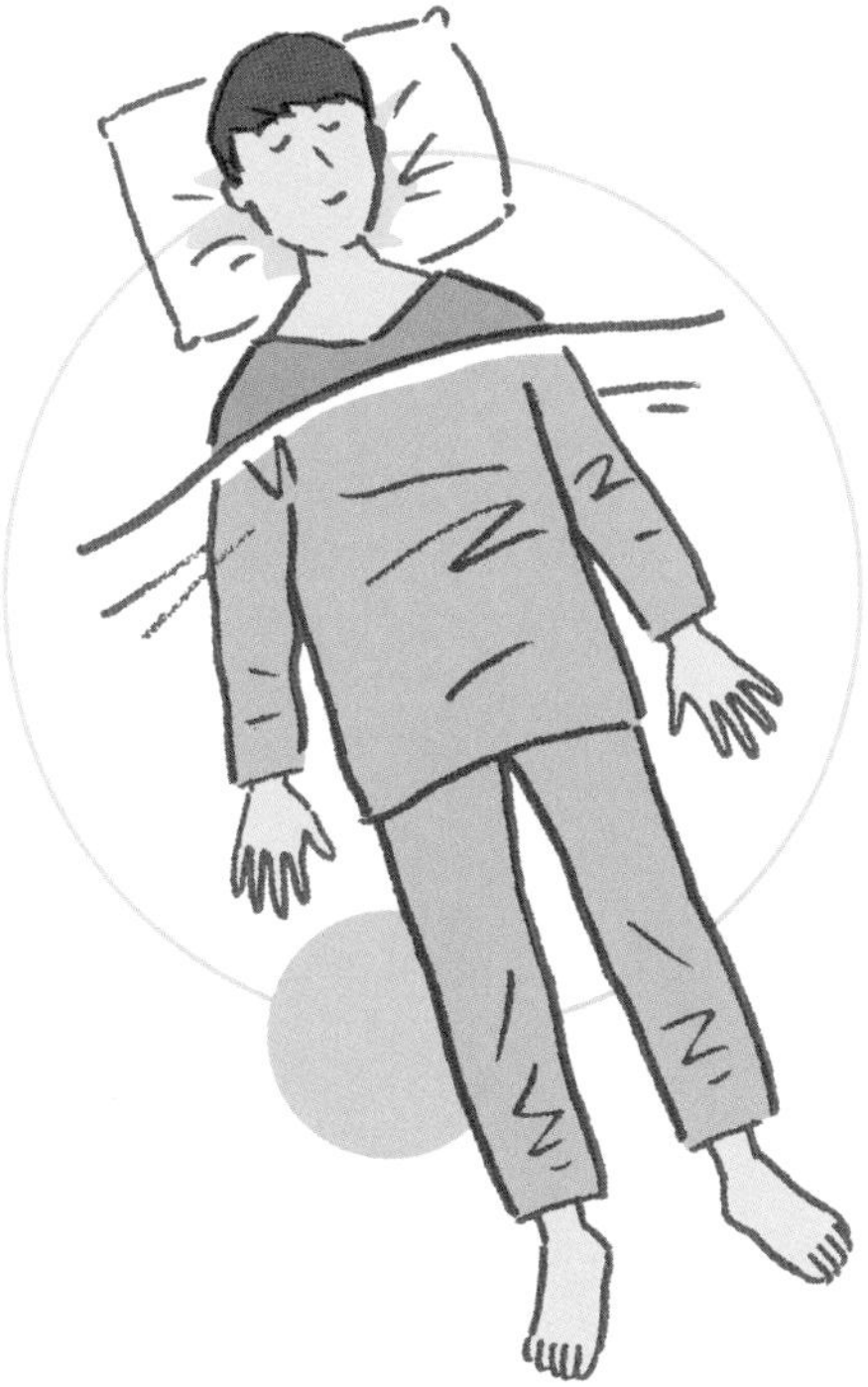

☑ あおむけで寝る

まず、あおむけで寝られないという人は、体にゆがみがある証拠です。本来ならもっともラクな寝姿勢。横向きもうつ伏せも体が丸まってしまいますが、特にうつ伏せは首も横に向くので頚椎《けいつい》のゆがみを招いてしまいます。

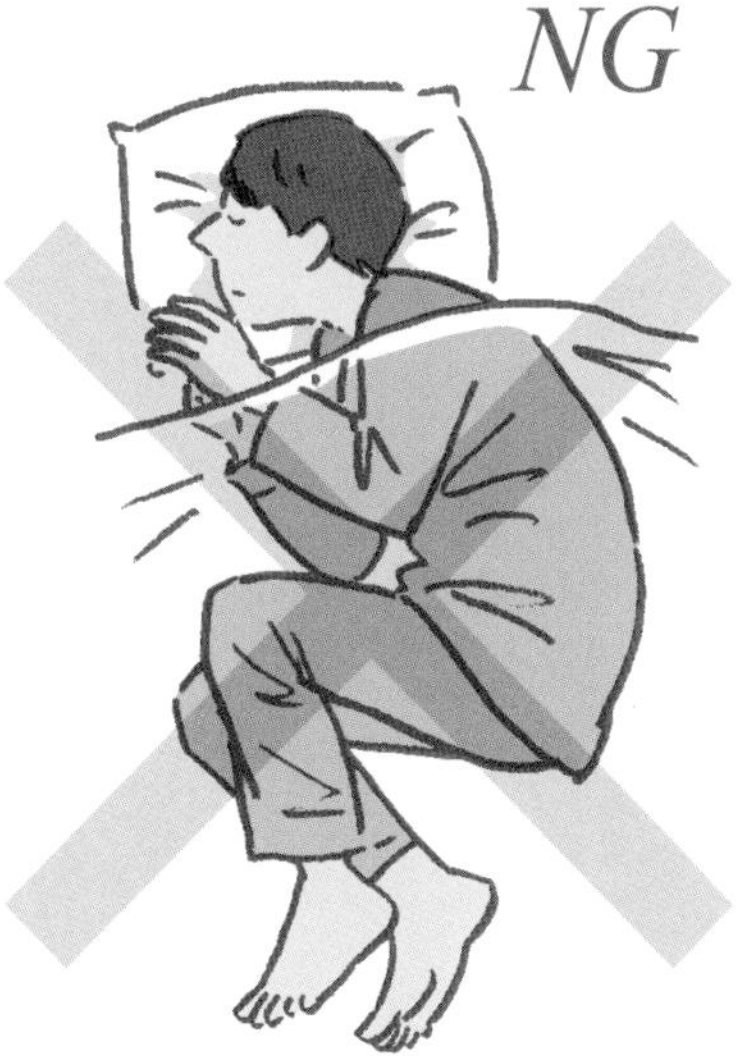

☑ 薄着で眠って睡眠の質を上げる

服によって毛細血管が圧迫されないので、ストレスが減り、睡眠の質が上がるという研究結果も。幸せホルモンであるセロトニンの分泌も促され、同時に食欲抑制も期待できます。

呼吸のこだわり

普段の呼吸も
有意義に

☑ 腹腔呼吸で自律神経を整える

息を吸い込んだときにお腹がふくらむ腹腔呼吸はダイエットに最適。鼻から吸い込んだ空気を、口からゆっくり息を吐き切ることで自律神経も調節され、リラックスを司る副交感神経が優位に。脇腹に手を当てて、息を吸い込んだときに指を押し返してくる感覚があれば腹腔呼吸ができているサイン。

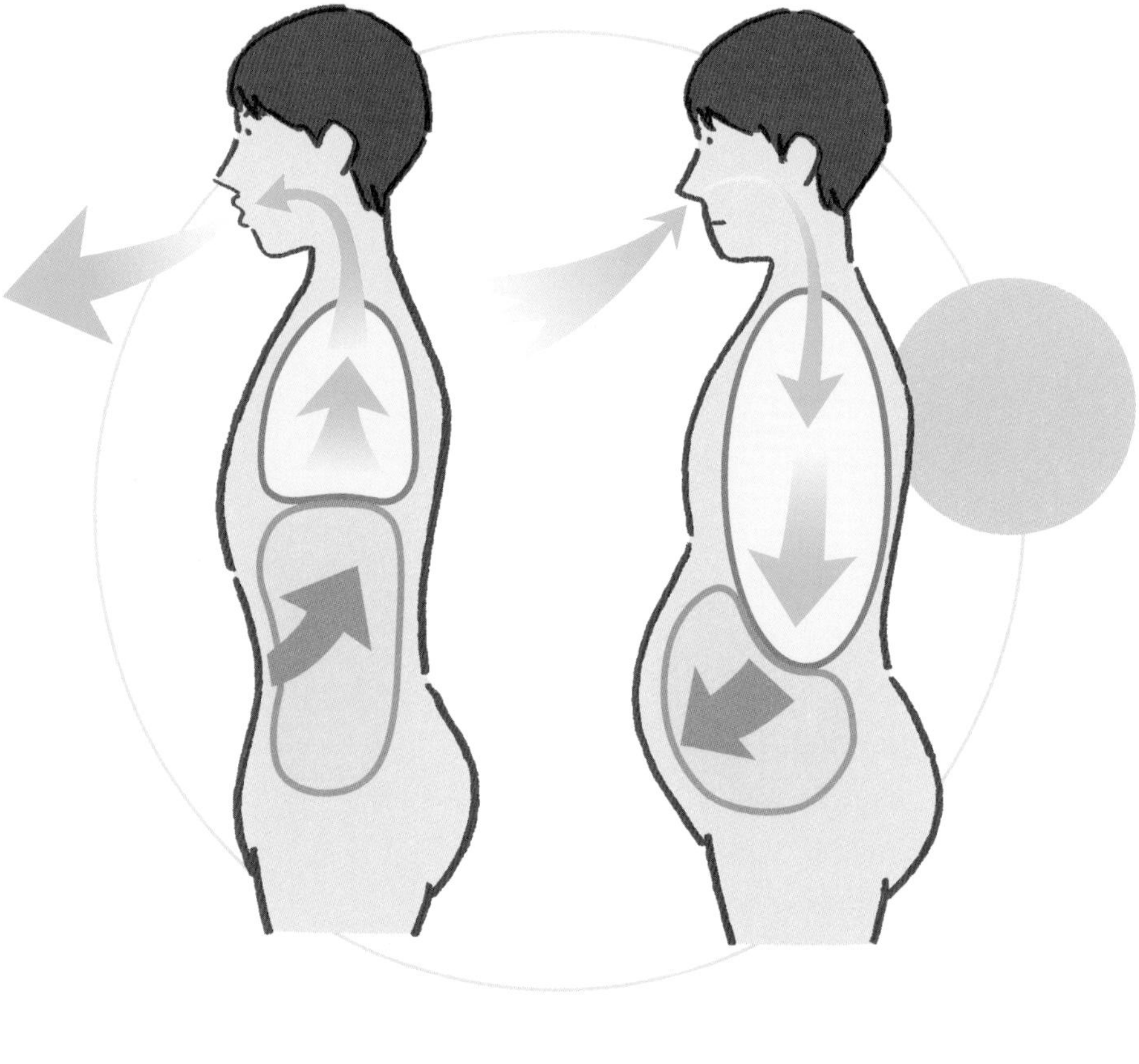

番外編

整体師はココを見る

僕のあるある
紹介します

☑ 街ゆく人の姿勢をチェックしがち

初対面の人や街ゆく人など、まず目が向くのは“姿勢”です。整体師としての経験から、それが怠惰な生活でのゆがみなのか、もしくは体を酷使した上でのゆがみかが一目でわかるんです。

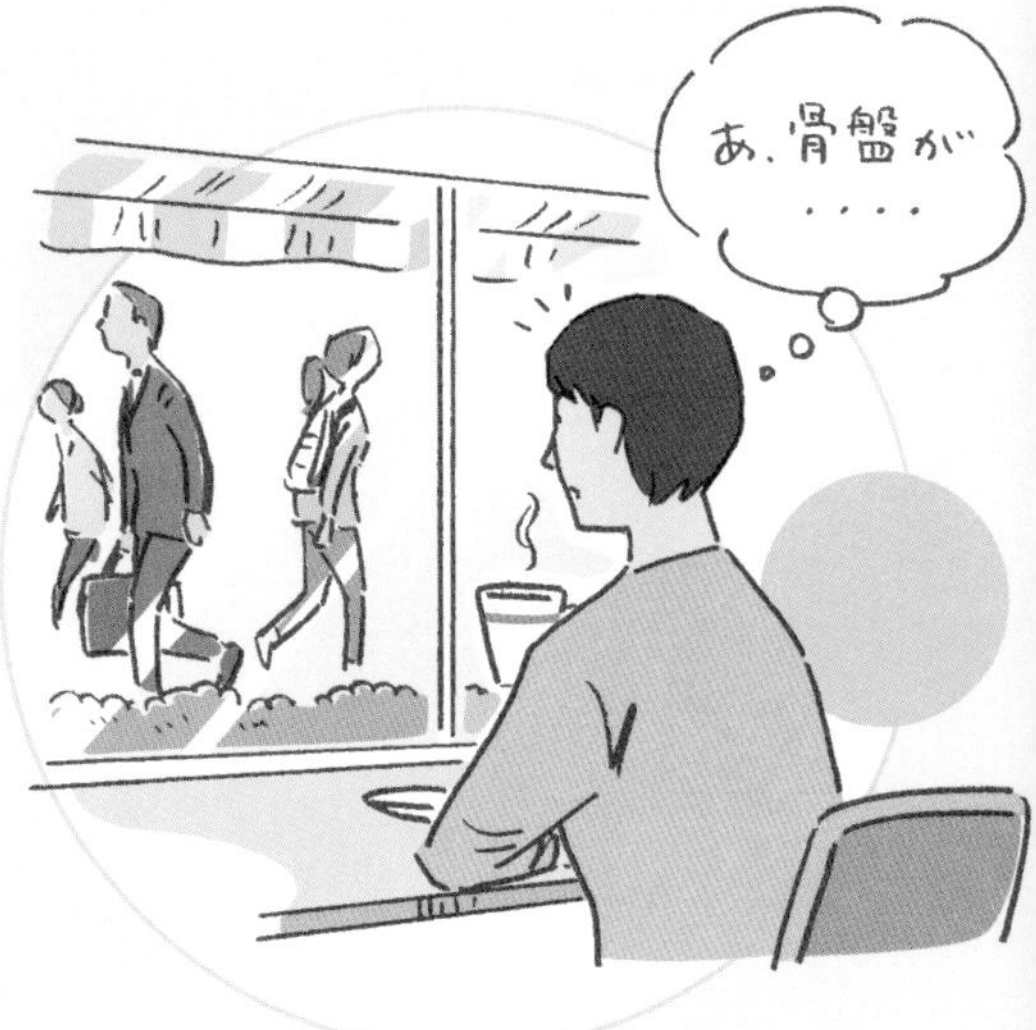

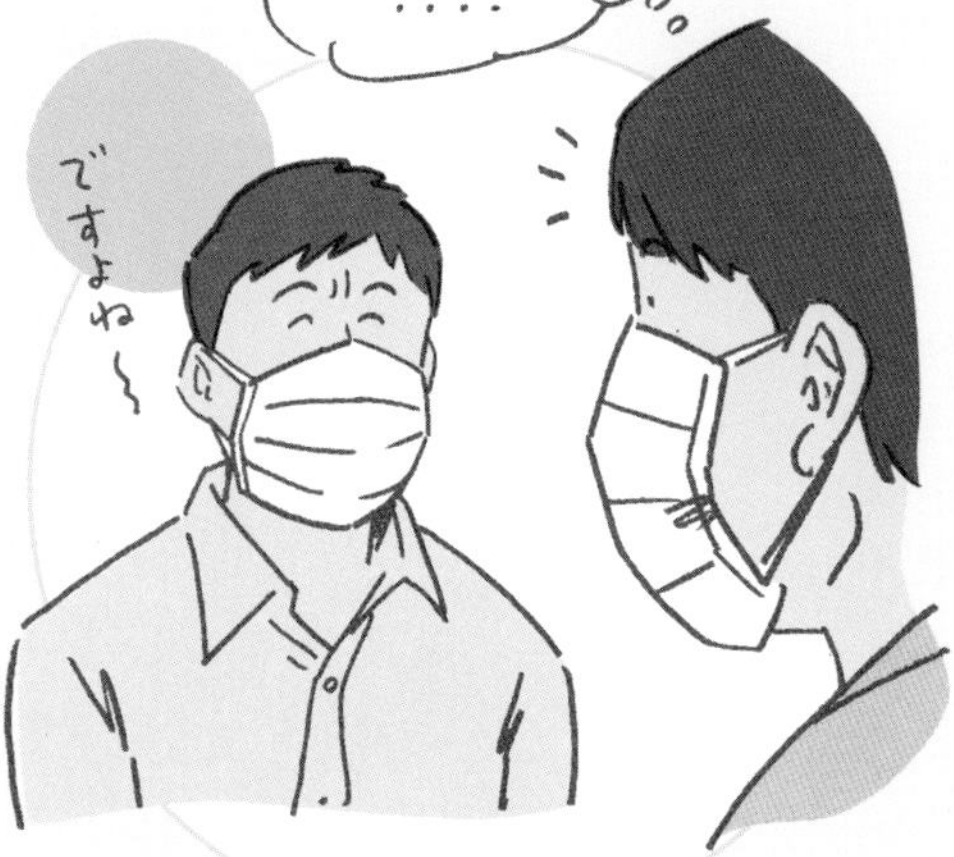

☑ 表情のクセから性格診断

特に目元やあごの動き、眉毛の使い方にその人の性格が反映されている気がします。例えば、くっきりとした涙袋はよく笑う人に多いので「明るい性格なのかな？」と推測することも。

患者さんとの対話で発覚!

ダイエットの勘違いQ&A

これまで全国各地で老若男女の施術に取り組んできた中で気づいた、
一般の人のよくある勘違いから最近増えている悩みまで、体にまつわる疑問を解決。

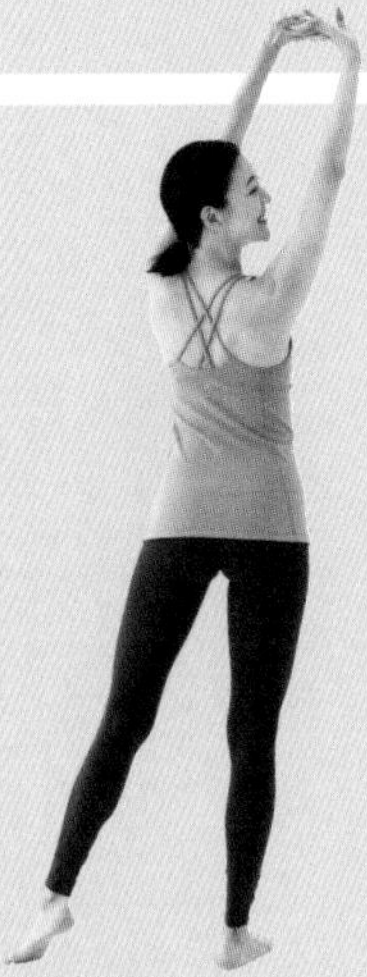

Q 枕の高さとダイエットは関係ありますか?

A あります。問題は

首のゆがみ。

枕を替えるよりも首のストレッチが近道!

首のアーチが正常で、筋肉に凝りがない状態だとどんな枕を使ってもフィットするものなんです。枕が合わないとよく相談を受けますが、枕を買い替える前にまずは足首揺らし＋首まわりのストレッチを。首のコンディションが整うと、睡眠の質も高まり、痩せやすい体づくりができます。

Q スニーカーをはいて出かけると足が疲れるのはなぜ?

A **足裏の筋肉を使っている**から。

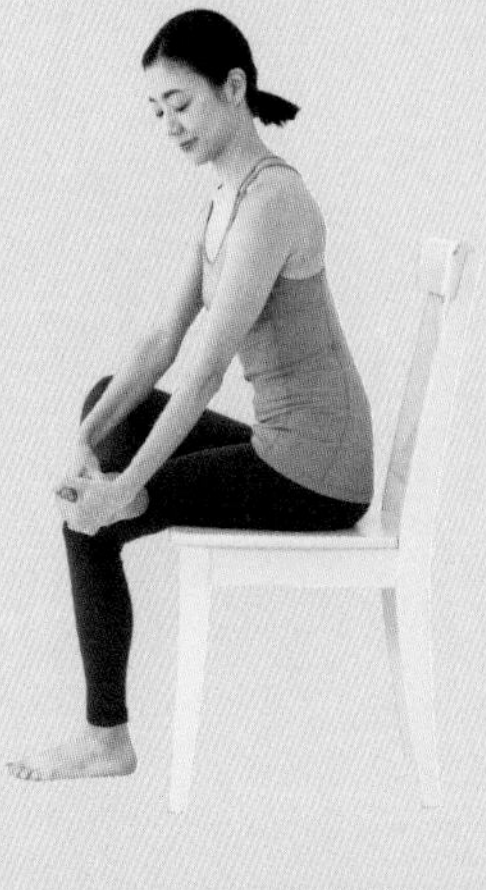

スニーカーで足が疲れるのは正解!

普段スニーカーをはかない方は特に、スニーカーで足が疲れるという声を多く聞きます。でも実はこれ、当たり前の話。なぜなら、スニーカーをはいて歩くとつま先からかかとがしなやかに動き、足裏の筋肉をしっかり使ってカロリー消費しているから。足裏のトレーニングをするようなものなのです。

Q 太ももの付け根がどうしても細くならない！

A 実は**お尻の筋力が低下**して、

骨盤が開いている可能性が大きいです！

骨盤が開くと大転子《だいてんし》という太ももの骨が横に張り出した状態に。腰からお尻、太ももにかけて太く見えてしまいます。歩行時も、足の外側に力がかかるので太ももの外側ばかりに筋肉がつくという悪循環。骨盤を整え、お尻の筋肉を鍛えるのが近道。

Q 足だけでなく手もむくみますか？

A **むくみます！**

スマホ時間が長すぎて

手首とひじのゆがみが

増えています。

コロナ禍で家で過ごす時間が増えたためか、患者さんの中にも腕の不調を訴える人が増えました。スマホを長時間使い続けると手首は内側にねじれ、手のひらも丸まった状態になります。むくみが慢性化する前に、腕や肩まわりのストレッチをして、日頃から予防を意識してください。

Q マスク生活で顔が太った気が……

A **表情筋の衰えはもちろん、**

目や眉のまわりの筋肉が凝り固まっている人が増加。

ほっぺにも脂肪がついてます。

マスクをしているとどうしても表情が乏しくなるので表情筋が衰えます。特に、マスクで隠れた顔の下半身に脂肪がつき、フェイスラインがもたつくことに。スマホやパソコンを見る時間が長くなるせいか、目元の筋肉の緊張も目立ちます。

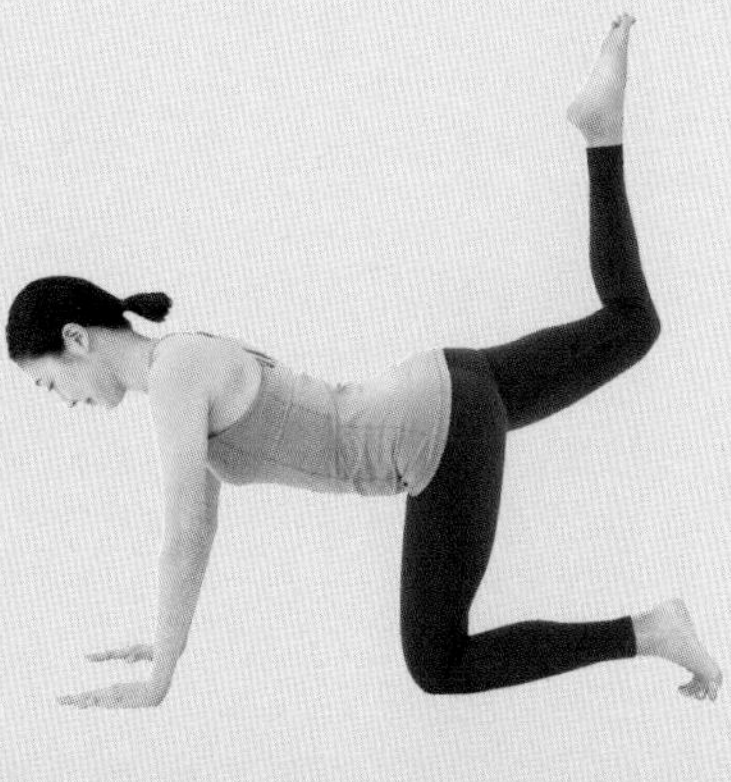

Q 部分痩せってできますか？

A 部分痩せは難しい。ところが

部分太りはある！

部分太りには2パターンあり、①骨格のゆがみのせいで必要以上に筋肉がついて固く盛り上がってしまう、②可動域が狭くなり動きが鈍くなったせいで代謝が下がり脂肪がつく。よくある例として、太ももの外側は①のタイプで、二の腕のもたつきは②のタイプ。

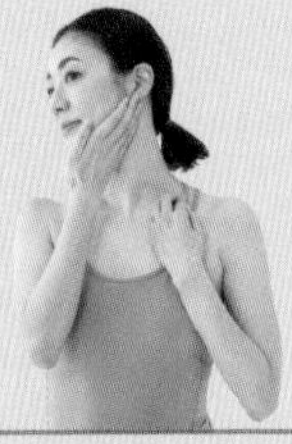

Q 靴のかかとの外側ばかり削れます

A まさに **足首のゆがみ。**

体の重心が外側にかかっています。
足首を揺らして正しい位置に

骨盤が開き、外側に重心がかかっているため O脚やガニ股になっている可能性も。太ももやふくらはぎも外側が張ってしまい、この状態が続くとひざ痛や腰痛、女性なら生理不順を招くかもしれません。

Q 太りやすい部位に男女の違いはありますか？

A 統計的に、

男性は上半身、女性は下半身。

男性の場合は、肩こりや猫背、頭痛など上半身に集中し、女性は圧倒的に下半身の不調を口にされます。これは男女で筋肉量の差があるから。女性は筋肉量が少なく骨盤など骨がゆがみがち。骨格のズレから冷えや腰痛を訴える人がとても多い印象です。

Q 通勤を利用してダイエットするなら？

A 自転車通勤より **歩いて通勤** がおすすめ。

足裏を刺激できるほうが効果的

足裏は多くの筋肉と骨で構成され、全身につながるツボがあります。自転車ではペダルを漕ぐだけですが、歩くと足裏を動かし、ほどよい刺激を加えることができます。痩せるだけでなく美容にも〝徒歩〟がおすすめです。

Q 体が凝ってない人っているんですか？

A いたとしてもごく少数。

9割以上の人が

凝ったり、ゆがんだりしています。

性別や年齢を問わず、みなさんなにかしら体に凝りやゆがみをかかえています。ですが、冒頭で紹介した通り、立つだけ歩くだけで足首はゆがむのですから当然のこと。大切なのはゆがんだ体をこまめにケアして調整していくことなのです。

Q 短時間で痩せるには美容注射が効くってホント？

A **結局は その場しのぎ なので**

おすすめはしません。

筋肉の収縮を止める作用のある美容注射で凝りを緩和させる治療もありますが、その凝りの原因を解消しないかぎり、ずっと注射を打ち続けることになります。ストレッチやマッサージで、少しずつ的確に痩せやすい体づくりをするほうが有意義です。

Q ダイエットしても
下っ腹が引っ込みません！

A **下っ腹が出ているんではなく**

姿勢のゆがみで
そう見えている のかも。

姿勢が悪いと、痩せても
お腹はぽっこりしたまま。

痩せているのにお腹だけぽっこり出ている人は、ほぼみなさん猫背です。そもそも内臓のまわりは骨がなく、インナーマッスルが支えている状態。猫背になるとインナーマッスルがゆるみ、内臓を支えられずにお腹が出てしまいます。姿勢を整えるとスタイルにも変化が。

Q 脚を組んでしまう
クセがあるのですが……

A **脚を組んでしまったら**

ストレッチ！

脚を組み替えるだけでは
骨格も筋肉も偏ったまま。

ゆがみやねじれはストレッチで伸ばしてあげなければ直せません。脚を組み替えたところで、両方ともねじれてしまうだけ。ねじれた状態でいると、血流が悪くなって太りやすくなる恐れも。

Q 電車でできる
ダイエット法は？

A **痩せたい人こそ**

電車で立つ。

体幹や足裏が刺激されてバランス力も上がります。

自分の足で立って、歩ける人はいくつになっても若々しく元気。足裏からの刺激で全身が活性化されるからです。整体師の目線だと、座っているより、立っているほうが痩せやすい体に。

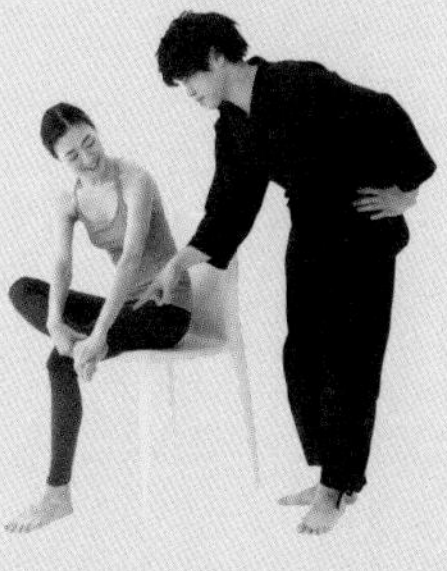

毎日、積み重ねること
自分の手で自分は変えられます

みなさま、本書を手にとっていただき、ありがとうございました。
足首は整いましたでしょうか?
僕自身、「足首揺らし」のメソッドを生み出したとき、
たった30秒でこんなに足が軽くなるものなのか! と驚き、
そして、続けていけば全身がほっそり変わっていくという確信もありました。
あのとき味わった〝体が進化する〟高揚感を、
みなさんと共有できたかと思うととてもうれしいです。

僕が整体と出会い、感銘を受け、整体師になってから10年近く経ちました。
この「足首揺らし」は、たくさんのお客様と出会って、

整体師として真摯にみなさんの体に向き合ってきた経験から生まれたものです。
僕のYouTubeチャンネルもそうですが、誰もが簡単に続けられるように、
プロセスを削ぎ落とし本当に必要な要素だけを抽出しています。
実践していただくとわかりますが、場所も時間も選びません。
時間だって、両足首でトータルたったの1分間。
毎日、顔を洗ったり、歯を磨くのは当たり前のことですよね。
同じくらい「足首揺らし」がみなさんの日常に
溶け込んでくれたらと願っています。

手前味噌ではありますが、整体の魅力は
「自分の手で自分の体にアプローチできて、
体のみならず心もなりたいように変えてくれること」にあると思っています。
「足首揺らし」を通して、整体がもっと身近になるとうれしいですし、
健康になれたり、美しくなることは人生を豊かにするはず。
「足首揺らし」がそのきっかけになれば幸いです。

川島悠希

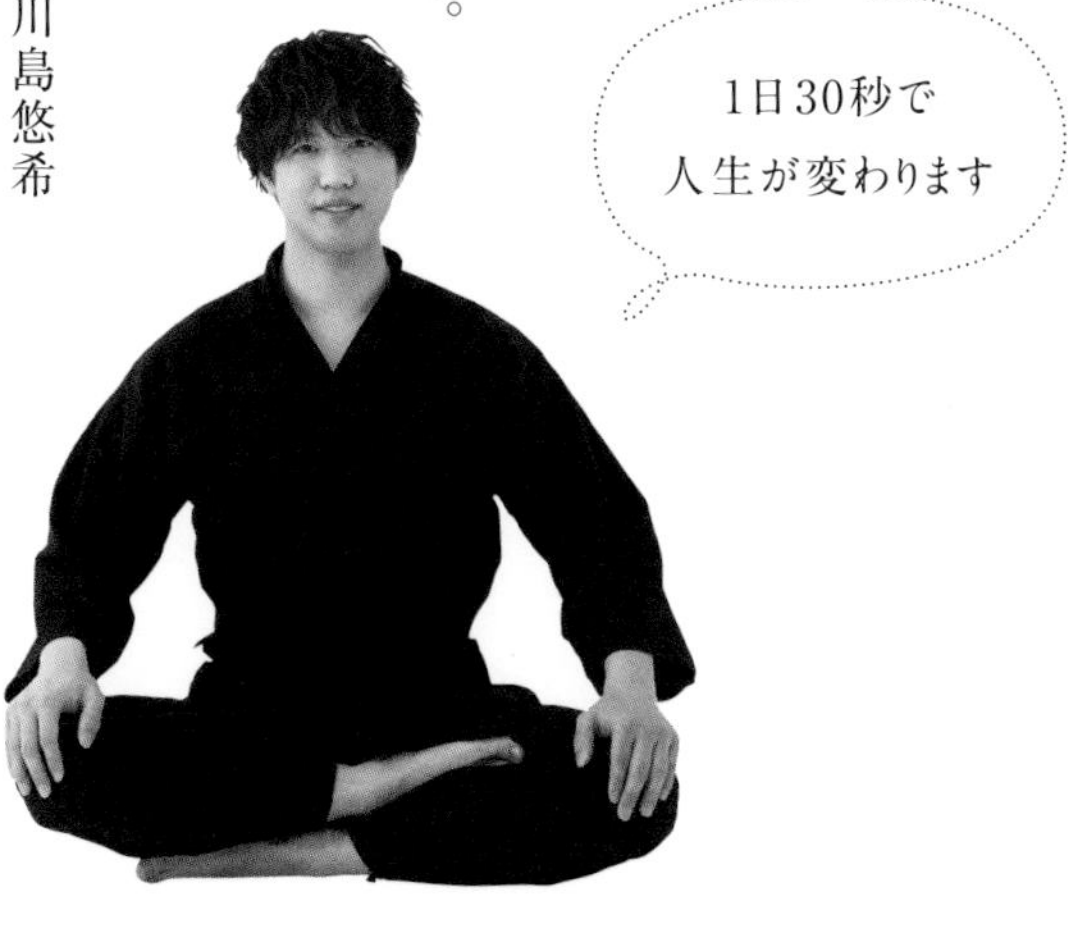

川島悠希 （かわしま・ゆうき）

17歳で高校を自主退学して整体の道へ進む。日本のみならず台湾など国内外の師から学び、「整体」「カイロプラクティック」の技術を軸に独自の技術「骨膜整体」を確立。21歳で独立するとオペと宣告されていたヘルニア患者を次々と改善。わずか1年で予約1カ月待ちの整体院へと成長させる。現在、27歳にして整体院を、地元・宮崎、東京、大阪、福岡に。他にも整体エステやジムも展開し計6店舗を経営。2021年4月現在でのYouTubeチャンネル登録者数は驚異の68.2万人。

Instagram
@biyou_kawashima（川島悠希）
@seitai_filament（整体院）

YouTubeチャンネル
「美容整体師　川島さん。」

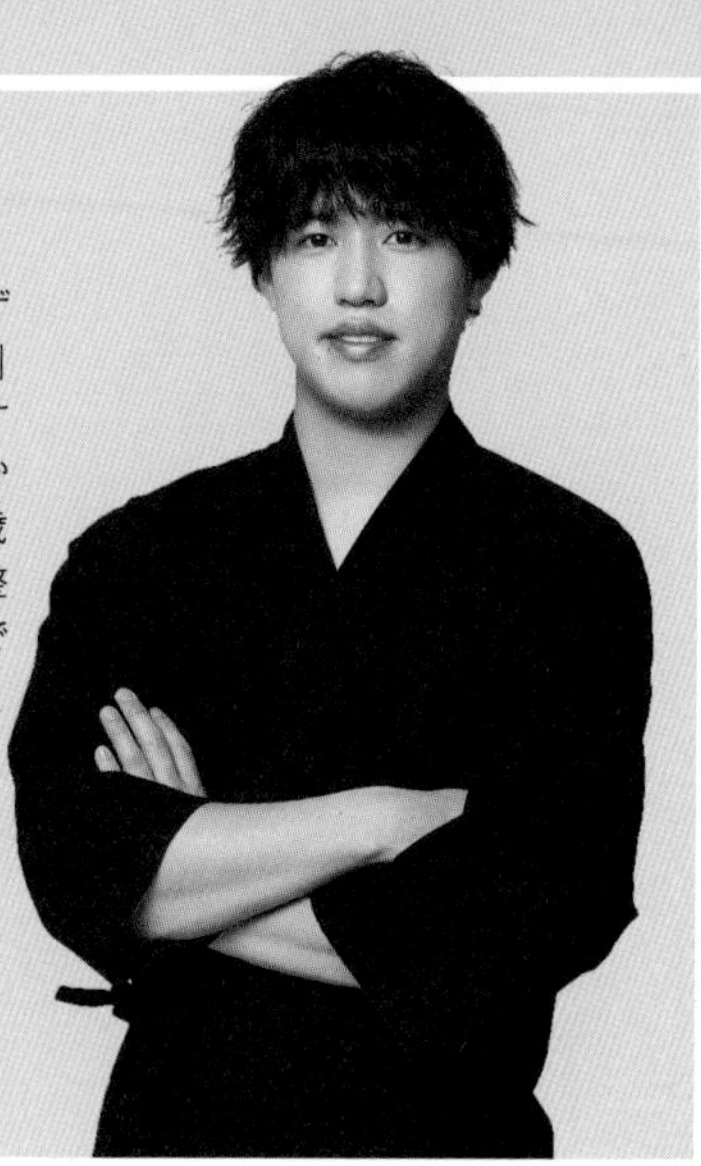

1日30秒！　足首揺らしで痩せる！

2021年5月20日　第1刷発行

著者	川島悠希（HORIPRO DIGITAL ENTERTAINMENT）
発行者	鉄尾周一
発行所	株式会社　マガジンハウス 〒104-8003 東京都中央区銀座3-13-10 書籍編集部　☎ 03-3545-7030 受注センター　☎ 049-275-1811
撮影	中島慶子（マガジンハウス）
モデル	中田奈沙（ニュートラルマネジメント）
ブックデザイン	鈴木大輔、江﨑輝海（ソウルデザイン）
イラスト	中村知史
取材・文	長嶺葉月
衣装協力	ルルレモン（ルルレモン ☎080-0080-4090） ニューバランス ジャパンお客様相談室（☎0120-85-0997）
印刷・製本	株式会社千代田プリントメディア

ISBN978-4-8387-3153-4 C0075

マガジンハウスのホームページ
https://magazineworld.jp/